愛する人へのケアのかたち

医療従事者の家族看護体験

栃本千鶴 編

はじめに

編者　栃本千鶴

あなたは、なぜ、この本に目が留まったのでしょうか。身近な方に現在ケアをされているからですか。それとも過去のケアを思い出されたのでしょうか。

今、筆者は看護師・保健師経験のある研究者として終活の時期になりました。かつてナイチンゲールはケアという言葉を初めて使用しましたが、時代の変化するなかでどのようなケアが実施されているのかを、考えたいと思いました。

皆さんは学校で学んだ有名な心理療法家としてフロイト、ユング、アドラーをご存じだと思います。この三人はともに問題解決のプロセスは「自分自身の経験から学ぶもの」と言っています。一九七〇年代になると哲学者であるメイヤロフはケア（世話）とケアリング（ケアすること、場の中にいること）を分けて考えるようになりました。その後ケアリングの概念が広く知られるようになりました。二〇〇〇年に入り医療人類学者・精神科医であるアーサー・クラインマンは「人間の体験によるケア」とし、妻の側にいてケア体験をすることで生きる意義を考えています。

そこで今回、家族のケアを体験した看護師・保健師にその時の状況を述べてもらうことにしました。

一章はケアを受ける人とケアをする人について、歴史的な経緯から今日の課題につながる内容を論じます。二章はケアリングについて、看護の本質となる原点を学び、将来の看護としての発展性に繋がる内容です。三章はケアを受ける人の意思決定で緩和ケア病棟へ入った終末期のケアについて論じます。四章は僻地で選択的な介護保険制度サービスを利用してのケアについて論じます。五章は救急入院から急性期病院、リハビリ病院、在宅療養そして医療型有料老人ホーム（ナーシングホーム）へと療養場所を変えた十五年間のケアの軌跡について論じます。六章は新型コロナウイルス蔓延下での在宅療養を継続中のケアは長年の保健師の体験とどう繋がったかについて論じます。七章はケアを受ける人とケアをする人の尊厳について、死にゆく人のＡＣＰ（アドバンス・ケア・プランニング）によるケアの姿勢について論じます。

各章ごとに、どこに視点を置くかはそれぞれの執筆者の考えですが、本書をご活用いただく皆さんには執筆者の思いを読み取っていただければ幸甚です。ケアで苦戦されている方には、より良いケアを続けられるヒントになることを期待します。また、ケアについて批判的な方にも興味を持っていただき、更に良いケアを構築してもらえればありがたいです。

愛する人へのケアのかたち　目次

【この本の読み方】

注釈について

本文中に「注1」などと添字がある用語については、そのページの下段に「注釈」があります。

引用文献について

本文中に「※1」などと添字がある文章については、各章の末尾に引用した文献・論文の出典を表示しています。『書名』・著者名・出版社名（論文の場合は掲載誌名と巻号数）・発行年・引用ページの順に表示しています。

1 ケアを受ける人とケアをする人

栃本 千鶴

二〇二五年には団塊世代が七十五歳以上となり、その誰もがケアを受ける側とケアをする側を体験することになる。そのような状況の中で、ケアをする人はどのような思いがあるのか。またケアを受ける人はどのような思いでいるのかを考えてみたい。

ナイチンゲールによる看護教育に必要なケア

ナイチンゲール（一八二〇～一九一〇）は、専門職としての看護婦[注1]（現看護師）のマニュアルとしてではなく、ほとんどの女性たちが他者の健康について考えられるヒントとなることを目的に、一八五九年に『看護覚え書』初版を書いた。その書の中でナイチンゲールはケアという言葉を使用した。看護と同じとは言っていないが、看護を意味していると思われる。ナイチンゲールは「女性の誰もが看護（ケア）をし、看護婦になれる」と書いている。グレートブリテン島の国勢調査（一九五一）では、看護婦として雇用されている統計表に、看護婦の内訳として「家事使用人以外（職業看護婦）」「家事使用人」と区別して集計されていることからも明らかである。[※1]

また、ナイチンゲールは、「看護とは、薬を与え湿布をすることだけでなく、新鮮な空気、光、暖かさ、清潔さ、静かさの適切な活用、食物の適切な選択と供給―そのすべてを患者の生命力を少しも犠牲にすることなく行うことであり、そして女性は誰でも良い看護婦になる」という。[※2]

【注1】二〇〇二年三月から看護婦の名称が、看護師となった。二〇〇一年法改正により、男女共通で保健師、助産師、看護師となり、法律名も保健師助産師看護師法に変更された。

【注2】専門看護師（CNS：Certified Nurse Specialist）制度は、複雑で困難な看護問題を持つ個人・家族及び集団に対して水準の高い看護ケアを提供することを目的としている。看護師として五年以上の実績経験をも

一九世紀末ナイチンゲールは、『地域看護婦は何をなすべきか』の中で、「病院というものはあくまでも文明の途中の一つの段階……。（中略）究極の目的はすべての病人を家庭で看護することである」と述べている。※3

ナイチンゲールは、近代看護教育の母と称されているが、一八六〇年代ロンドンでの高い死亡率は看護不足のためであるとし、患者に自然治癒力が働く最善の状態にする看護教育を女性に求めた。そしてすべての病人を家庭で看護できる学習の必要性を説いた。

このように、看護教育の中で初めてナイチンゲールによりケアという言葉が使われ、ケアする人の対象は全ての女性としていた。またケアする場所は病院ではなく在宅を目標にしていたといえる。

人間を包括的にみるケア

日本看護協会の制度として、一九九四（平成六）年に専門看護師[注2]、翌年に認定看護師制度[注3]が発足した。二〇二二年現在、前者は十四分野、後者は二十一分野等に資格証が与えられ、細分化・専門化され、看護系大

ち、看護系の大学院で修士課程を修了し、日本看護協会が認定している。二〇二二年六月現在専門看護師総数は二千九百一名いる。

【注3】認定看護師（CN: Certified Nurse）制度は、あらゆる場で看護を必要とする対象に水準の高い看護実践により、質の高い看護ケアを提供することを目的としている。研修や実績により日本看護協会が認定している。二〇二二年六月現在認定看護師総数は二万二千百五十五名いる。

学でも積極的に教育されるようになった。※4 鶴田※5は専門・認定看護師が開始されて五～六年目の評価の中で、緩和ケア診療加算などの医療の経済評価や褥瘡《じょくそう》ハイリスク患者ケア加算の技術評価としての意義は高いと指摘している。更に二〇一五年に「保健師助産師看護師法」改正により、高齢化や医療技術の進歩による医療の効率化のために特定行為の実践ができる高度実践看護師注4が誕生した。専門・認定看護師の一部は、指定医療機関での研修を受け、ダブル資格を取得するようになった。鶴田は、その結果、日本看護協会・日本看護系大学協議会の連携による専門・認定看護師制度と看護職の身分法である「保健師助産師看護師法」の高度実践看護師の位置づけに両者間での検討が必要であると述べている。筆者としては、このように看護の各分野についてより専門性を高めることは重要なことではあるが、一人の人間として丸ごと受け止めてもらえるケアが期待できなくなるのではないかと専門・認定看護師制度発足の当初から危惧してきた。

　筆者自身の経験の中で、特にそれを感じたことがあった。眼科で白内障の手術後受診し、顕微鏡検査等の結果による最終診察を受けた。経

【注4】高度実践看護師（APN：Advanced Practice Nurse）は、高い専門性と優れた看護実践能力を持つ看護職者のことである。高度実践看護師には、専門看護師（CNS：Certified Nurse Specialist）とナースプラクティショナー（NP：Nurse Practitioner）の二種類がある。日本看護系大学協議会（JANPU：Japan Association of Nursing Programs in Universities）が高度実践看護師課程15専門看護分野（14分野のCNSと1分野のNP）の認定を

過順調でメガネを作る許可がおり、院内にあるメガネ店で調整があった。微調整が決まらない中で、自宅で確認した格子枠の歪みを眼鏡士に訴えるとすぐに再度診察に回された。硝子体網膜癒着症と診断され、手術をしないと失明するといわれた。「冬期休暇を利用しての手術でよいか」を確認すると、それまで待てないとのことだった。突然のことであったが、当然医師の指示に従い手術を受け、その後順調な経過の中で今も定期受診をしている。筆者としては、同じ目の疾患であるにもかかわらず、白内障の疾患だけで終了となりかけたことに対し、「それはまずいでしょう」と言いたい。看護師を含めたどの専門職でもケアするときは、細分化により効率化した経済評価や技術評価だけでなく、ナイチンゲールのいう見えない部分を予防的に観察することが重要であると思える。つまり一人の人間を包括的にみるケアが第一優先されるべきでないだろうか。

アーサー・クラインマンによる人間の体験によるケア

アーサー・クラインマン[※6]は、アメリカの医療人類学者・精神科医であり、

行っている。高度実践看護師の役割は、専門性を基盤とした高度な実践、看護職を含むケア提供者に対する教育や相談、研究、保健医療福祉チーム内の調整、倫理的課題の調整であり、また総合的な判断力と組織的な問題解決力を駆使した新しい課題への挑戦である。

アルツハイマー病の妻をケアしている世界的権威者である。アーサー・クラインマンによると、医療や生活の実際の中で、コストを安くして利益を最大限にするという費用対効果による経済的合理性がケアの組織化に日常的に適用されているという。終末期の体験や子どもの障害等に対する課題解決のモデルが発案されても、それを導入すると、ヘルスケアの文脈が歪められるという。その現象は、資本主義が人間の価値にもたらした結果によると指摘している。またアーサー・クラインマンは、ケアについて、「ケアは、それがどこでなされようとも、人間の体験における一つの基礎となる道徳的・人間的な意味であり実践であるからである」とし、現代の資本主義における人間性から乖離《かいり》するケアに必然的な課題があるという。

アーサー・クラインマンのいうケアとは、ケアを受ける人とケアをする人の人間としての交流の中で生まれ、それが両者の生きがいに繋がるという。そのケアの本質は、お金に換算されるものではないし、また病気の苦しみや介護疲れに耐えるという言葉を発せさせないことになる。なぜならケアとは、人間としての生を受けて、亡くなるまでの自然な営みであり、また、誰もが体験することで生きるプロセスになるという。七十歳代後半になるアーサー・クラインマン自身は、妻のアルツハイマー病が悪化する中で、側にいてケア体験をすることで、生きる意義を考えている。

昭和三〇年代初めのケア

昭和三〇（一九五五）年代初めに母屋《おもや》の離れに住んでいた八十八歳の祖母が脳梗塞で突然倒れた。意識はなく一週間の在宅療養で死亡した。祖母に夕食を知らせに行ったとき、庭の柿の木に水をかけていた。しばらくして台所のお膳に座り、「おおシジミ汁だ」と言い、その場でへなへなと倒れ込んだ。即、仏壇がある座敷に布団を敷き、寝かせた。筆者は父親の命令で村の親戚数軒に「お祖母ちゃんが倒れた」と報告して回った。その後近くの診療所の医師の往診があった。静脈注射と薬の処方を受けたが、点滴・酸素・膀胱留置カテーテル[注5]等の処置はなかった。布団の側には洗面器、タオル、ティッシュペーパー、盆に吸い飲みと薬があ

【注5】膀胱留置カテーテルとは、カテーテルを尿道から膀胱内に挿入したままにして、常に膀胱内の尿を外に導き出せるようにしたもの。尿道・膀胱の病気や手術後・意識障害があり、排尿しにくいときに使用される。尿道炎や膀胱炎等の合併症に注意が必要である。

り、氷枕に頭を載せていた。その頃は、三世代家族が多く、高齢者も家で重要な役割があった。そして近所の者にとっても高齢者が倒れたという情報は大きな出来事であった。

昭和初期から一九六〇年代にかけ、療養者に対する訪問看護活動は公衆衛生看護活動の一部として行われていた。その頃の保健師のための家庭看護物品として傘、やかん、新聞紙、湯などを使った蒸気吸入や座布団、離被架[注6]、枕、砂嚢《さのう》などを使った療養者を起坐位にする方法があった[※3]。滋賀県の実家には、診療所の医師だけの往診であり、訪問看護師・保健師の訪問はなかった。蒸気吸入が必要であれば火鉢の上にやかんを置き沸騰したお湯の蒸気がやかん口から出るようにしていた。また起坐位にするには、布団や毛布などを丸めて背中に当てていた。この頃は物品の種類も少なく、家庭にあるものが使用された。祖母がいる座敷の渡り廊下の窓ガラスからは、庭先にある新緑の木々やツツジの花が見えた。筆者の母は職業看護師ではないが、ナイチンゲールの求める女性としてのケアができており、棺に移るまでの死後の処置も母がやっていた。

【注6】離被架（りひか）とは、病弱な人々のために穴のある箱やアーチ型に設計された台であり、その上に布団を置いた。寝ている人に対して上布団の重みが直接かからないようにした。現在は医療器具や寝具が開発され、適切な体位や皮膚の清潔が保たれるようになった。

二〇〇〇年介護保険導入後のケア

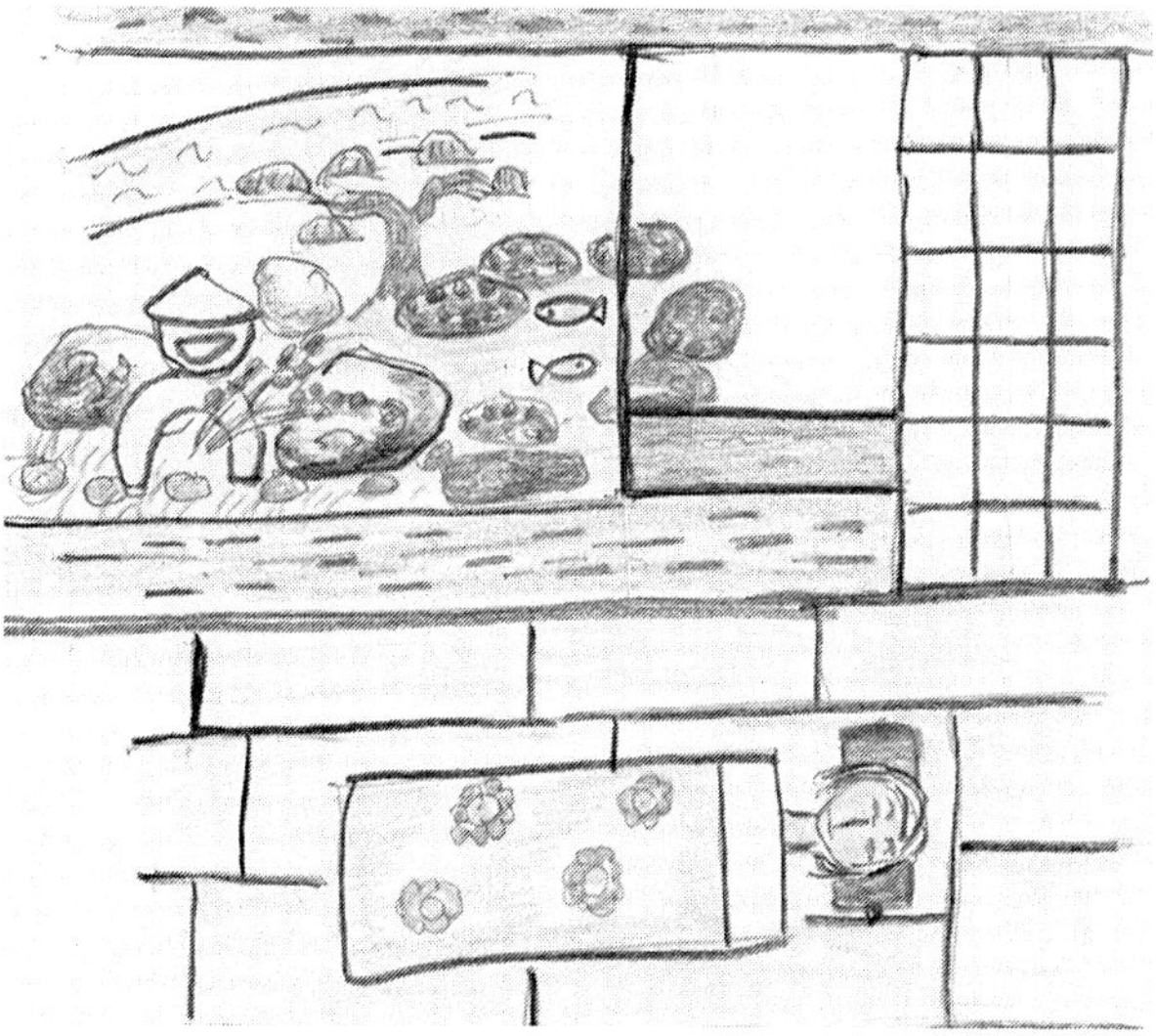

祖母が亡くなった昭和三〇（一九五五）年当時在宅での死亡者は七十六・九％だったが、昭和五〇（一九七五）年になると病院での死亡者が逆転し、平成二一（二〇〇九）年には七十八・四％が病院で死亡している。※6 我が国は二一世紀になると超高齢化と少子化が進み、また、高度医療体制が整備され、在宅での療養が難しくなった。しかし、自分に介護が必要

になった場合介護を受けたい場所[※8]は、「可能な限り自宅で介護を受けたい」が四十四・七％で一番多かった。性・年齢別では、七十歳以上では男性五十九・九％、女性四十四・五％であった。その理由として、「住み慣れた自宅で生活を続けたいから」が八十五・六％と最も多かった。今後高齢化が進み、二〇三〇年までには約四十万人の死亡者が増加すると推計されている。その課題解決のために、二〇〇〇年には介護保険制度が施行され、介護の社会化による介護サービスを受けることができ、独居や高齢者世帯でも住み慣れた家で療養生活が可能になった。現在介護保険制度は二十三年目となり、数回の改正により、施設・居宅（在宅）・地域密着型の介護サービスが充実してきた。

このような介護保険制度下でケアは専門職にゆだねられ、家族のケア力が弱化した。介護保険法成立以前に筆者が名古屋市で保健師として家庭訪問していた頃は、家族がいても褥瘡の手当が分からず、ベッドで寝かされていた。家族からの依頼があり訪問した中で、今もその時の状況が鮮明に思い出される事例がある。療養者を横に向けたところ、背部に骨の見える大きな潰瘍ができていた。浸潤も多く、布団は濡れており、

【注7】訪問診療とは、計画的に診療をおこなうこ

その下に敷いてある畳は黒くズボッと穴があいていた。定期的なかかりつけ医の訪問診療[注7]は問診と血圧測定が主であった。筆者は褥瘡部位の消毒後、滅菌ガーゼを置き、その上に大人用のオムツを背部に当て、応急手当をした。筆者の体に肉の腐敗臭が染みついており、その後別室で家族から出されたお茶を飲めなかった。子ども夫婦は、褥瘡があることを知らなかったのかも知れない。療養者の病状悪化でステージ4[注8]まで急激に褥瘡が悪化したと思える。介護保険法成立後は、この事例のようなケアの状況は稀となり、介護保険サービスを利用することで、専門的なケアが受けられ、療養者も家族も安心して生活ができるようになった。しかし、一方で資本主義社会での介護保険サービスは法改正ごとに切り下げられている[※9]。それにより、単価が安くなれば、介護ケア時間は短縮され、ケアを受ける人とケアをする人とのコミュニケーションも不十分になる。前述したアーサー・クラインマンも資本主義の中での人間の価値の弊害により人間性から乖離するケアを指摘していた[※7]。

このような専門職によるケアの質的な低下とともに、介護保険以前の家族によるケアは望めなくなってきた。高齢化が進む中で家族がいても

と。往診とは、突発的な状態の変化により要請を受けて診療すること。

【注8】ステージ4　がんのステージは、がんの広がり方を基準として、大きく0期～Ⅳ期の五段階に分けられる。国際的な基準である「T(Tumor) N(Node) M(Metastasis) 分類」に沿って決められている。Ⅳ期は「他の臓器へ転移が確認された状態」で末期である。ステージ4と告知されても今日新しい治療法もあり、あきらめないことが大事であるといわれている。

経済的価値の高い社会進出をしてしまい、自宅での老後の生活保障を家族以外に求める必要性がでてきた。介護保険サービス上無償労働となる家族ケアは、多くの者が望んでいないからである。

そのような情勢の中、三章から六章までの事例は看護職が在宅療養を続ける中での体験記録であり、読者にとっても考えることが多いのではないかと思われる。

〔引用文献〕

※1 『看護覚え書き　本当の看護とそうでない看護』フロレンス・ナイチンゲール著／小玉香津子・尾田葉子訳　日本看護協会出版会　二〇〇四年　P176－179
※2 前掲書　P1－9
※3 『地域・在宅看護論』河野あゆみ編　メヂカルフレンド社　二〇二一年　P39－44
※4 「資格認定制度の経緯」日本看護協会　二〇〇二年
※5 『専門・認定看護師制度の現状と今後の展望』鶴田恵子著　ファルマシア　二〇一六年　P298－302
※6 『人口動態統計年報主要統計表（最新データ、年次推移）』厚生労働省　二〇〇九年
※7 『ケアをすることの意味—病む人とともに在ることの心理学と医療人類学』皆藤章編・監訳／アーサー・クラインマン／江口重幸／皆藤章著　誠信書房　二〇一五年　P22－23
※8 「世論調査報告書　平成一五年七月調査 高齢者介護に関する世論調査」内閣府　二〇〇四年
※9 『在宅ひとり死のススメ』上野千鶴子著　文藝春秋　二〇二一年　P195－197

2 ケアリングとは

柿原 加代子

ケアという言葉は、広く一般的に使用されている。「スキンケア」「ヘアケア」「口腔ケア」「緩和ケア」「ターミナルケア」「デイケア」等広く使用されている。看護においては、主に「患者への援助」という意味で日常的に使われている。しかし、援助という意味だけにとどまらずさまざまな意味で使用されている。

ケアという言葉とともに、看護や福祉、教育、心理などで使用されている言葉がケアリングである。ケアリングは患者への援助という意味を超えて、そこに対人関係の基盤となる関係性などを含む意味で使用される。ここでは、ケアとケアリングの意味とその関係について述べる。

ケアの語源

ケア（care）という言葉は、八世紀頃には、名詞としてのケアは、悲嘆、悲しみ、病気で床につくという意味を持つ古英語「kara」から派生している。次いで、一〇世紀頃は、自らの関心に対する責任の意味が含まれており、前置詞「for」が付け加わり、何かをしたいという気持ちから生じる配慮の意味に変わった。さらに、一四世紀頃は、保護の意味で用いられるようになり、今日用いられる意味合いに近くなった。一方、動詞としてのケアは、心配する、関心をもつという意味の「carian」から派生した。※1※2

専門職がケアという言葉をいつ頃から使い始めたのかはさまざまな説があり定かではない。例えば、一九二六年、フランシス・W・ピーボディ注1（F.W.Peabody1881-1927）によって書かれた論文の題名に患者のケア（care of the patient）の表現があり、これらが初まりであるという説がある。また、他には一九三〇年代のイギリスの法律である「公的保護が必要とされる貧困や危険な状況にある子ども達をケアし、保護する」の表示が

【注1】フランシス・W・ピーボディ　フランシス・ウェルド・ピーボディはアメリカの医師である。彼はポリオと腸チフスの研究で知られており、ハーバード大学医学部の教師として称賛された。

ケアの使われはじめであるという考えもある。こうして生まれたケアの考えは一九世紀の終わり頃にケースワーカーなどケアの専門家の登場により発展していった。※3

わが国におけるケア

わが国ではケアに当たる言葉はいつ頃どのような形で使われてきたのだろうか。まず、福澤諭吉（一八三五〜一九〇二）は『学問のすすめ』のなかで「世話」について次のように述べている。

「世話の字には二つの意味あり、一は『保護』の義なり、一は『命令』の義なり、保護とは人のことに付き傍《かたわ》らより番をして防ぎ護り、あるいはこれに財物を与えあるいは之《これ》がために時を費やし、その人をして利益をも面目をも失わしめざるように世話することなり、命令とは人のために考えてその人の身に便利ならんと思うことを指図して不便利ならんと思うことは意見を加え、心の丈《たけ》を尽して忠告することにて、これまた世話の義なり」との記述がある。

また、正岡子規（一八六七〜一九〇二）は、闘病記である『病牀六尺《びょうしょうろくしゃく》』で「介抱」について次のように述べている。

「病気の介抱に精神的と形式的との二様がある。精神的の介抱といふのは看護人が同情を以て病人を介抱する事である。形式的介抱といふのは病人をうまく取り扱ふ事で、例へば薬を飲ませるとか、繃帯《ほうたい》を取替へるとか、背をさするとか、足を按摩するとか、着物や蒲団の工合を善く直してやるとか、そのほか、浣腸《かんちょう》沐浴《もくよく》は言ふまでもなく、始終病人の身体の心持よきやうに傍から注意してやる事である。食事の献立塩梅《あんばい》などをうまくして病人を喜ばせるなどはその中にも必要なる一箇条である」との記述がある。

さらに、看護領域ではケアに当たる言葉である「世話」は、一九四八年に制定された保健師助産師看護師法注2（保助看法）にみることができる。※4

「看護師とは、厚生労働大臣の免許を受けて、傷病者もしくは じょく婦に対する療養上の世話または診療の補助を行うことを業とする者をいう」と規定されている。

ここでは看護師の仕事の重要な部分として「療養上の世話」をあげて

【注2】保健師助産師看護師法　保健師・助産師および看護師の資質を向上し、もって医療および公衆衛生の普及向上を図ることを目的とする日本の法律である。通称は保助看法。主な内容は、保健師・助産師・看護師の資格・業務を法定。

おり、患者が入院して療養生活を送る場合の世話すなわちケアを行うことの規定である。

以上のようにわが国では ケアは、「世話」「保護」「配慮」などの意味あいで使われてきたものと考えられる。

看護におけるケア／ケアリング

ケア／ケアリングは看護特有の用語でも現象でもなく、母親が子どもの世話をするという意味でのケア、病者に手をさしのべるという意味でのケアという点を考えると、養育という語源をもつ看護とともに、ケア、ケアリングは、人類の歴史の中で欠くことができないものであったといえる。このような意味をもつケアは、専門職としての看護を確立させたナイチンゲールによって看護専門職における歴史が始まったと考えられている。

ナイチンゲールは「看護は病気の看護ではなく病人の看護である」という考え方を『病人の看護と健康を守る看護』（一八九三）の中で述べて

いる。疾患中心ではなく、人間中心の看護の側面を強調しているところに、彼女の意図する看護があると考えられる。すなわち、その著書の中に、「看護ほど、他人の感情のただ中への自己を投入する能力をこれ程必要とする仕事は他に存在しない」と述べていることから、ケアには「世話」や「配慮」の意味が含まれていることが窺える。ナイチンゲールはケアリングという言葉を使っていないが、看護者は援助（ケア）を通して患者が生きていけるように働きかけていくのであることを示していると考えられる[※5]。

ケアとケアリングは、一九七〇年代頃まで、ほとんど同義語として使われてきた。ケアリングという用語が注目され始めたのは、哲学者M・メイヤロフ[注3]（M.Mayeroff）の『ケアの本質　On Caring』（一九七一）が出版されてからであり、その後、ケアリングに関する文献が刊行され、一九七八年学会も開催された。

一九七八年にM・レイニンガー[注4]（M.Leininger）の呼びかけでヒューマンケアリング学会の研究会が始まり、一九八九年にJ・ワトソン[注5]（J.Watson）、D.A.Gautらの看護学者を中心にヒューマンケアリング学会

【注3】メイヤロフ　ケアリング研究の先駆者である。その著書『On Caring』（一九七一）の中で〈ケアリング（caring）〉という語を初めて用いた哲学者である。

【注4】マドレイン・M・レイニンガー　アメリカの看護学者。一九五四年アメリカカトリック大学で精神看護学修士号を取得、その後もワシントン大学大学院で文化人類学などを学び、文化人類学視点からケアリングを定義した。

【注5】J・ワトソ

が国際学会に発展し、二〇一五年五月に初めて日本（京都）で開催された。また、一九九五年、二〇〇三年のアメリカ看護師協会「看護の社会政策声明」の中で、ケアリングが含まれた。

日本では一九九〇年以降、ケアリングの三大理論家であるJ・ワトソン、M・レイニンガー、P・ベナー[注6]（P.Benner）の来日によって、ケアリングの理解が深まり、看護系大学の教育理念にケアリングが標榜されるようになった。

ケアリングは日本の看護師国家試験出題基準にも組み込まれ、ケアリングをテーマにした講演が看護学会、病院看護部で取り上げられることが多くなった。以上のように、ケアリングが看護学のなかで重要視されるようになった。その背景として、筒井[注7][※6]は、①高度経済成長のなかでの生活の質が重要視されるようになった。②治療優先の時代からケアリングが重要視されるようになった。③生命への畏敬の念、各個人における独自性の尊重、環境を尊重するフェミニズムの影響があった。④看護過程、看護診断が変化する人間の状況をとらえきれるかという疑問が起こった。⑤看護の理論化が進み、看護の臨床と理論を結びつける概念と

ン　アメリカの看護学者。コロラド大学を卒業後、同大学大学院修士課程で精神看護領域の看護を専攻、博士課程を教育心理学とカウンセリングで取得した。ヒューマン・ケアリングという理論を提唱した。

【注6】パトリシア・ソーヤー・ベナー　アメリカの看護学者。カリフォルニア大学サンフランシスコ校で看護学修士、カリフォルニア大学バークレー校で博士号を取得。看護実践と看護教育に関する理論で知られる。

してケアリングが重要視された。⑥ヒーリング（癒し）の概念が行動心理学などで取り上げられるようになり、人間のもつ自己治癒力／自然治癒力が注目され、ヒーリングによる免疫機能の向上が明らかになった。看護でもケアリングがなされると、人は癒されことが明らかになり、ヒーリングをケアリングの結果として位置づけている看護学者が多い。⑦ベトナム戦争、湾岸戦争で米国の医療スタッフは疲弊し、ケアリングにより相手のほうだけでなく医療スタッフもまた、自己実現することが救いになったことを挙げている。

また、ケアリングの意義として、①個人にもたらす意義＝ケアリングによって、ケア提供者、ケアを受ける人もともに癒される。②環境にもたらす意義＝ケアリングによって人々が癒されることにより、ケアリング環境が創造される。③学問における意義＝ケアリングは社会のためにあり、科学においても重要な意義をもつ、を挙げている。

【注7】筒井真優美　日本の看護学者。慶應義塾大学医学部付属女子厚生学院卒業し、ニューヨーク大学博士課程を取得。現在、日本赤十字看護大学小児看護学教授。ケアリングと癒しの環境創造を研究テーマとして掲げている。

メイヤロフのケアリング論

ケアリングの概念が広く知られるようになった大きな要因に、哲学者であるメイヤロフの著書『ケアの本質』がある。メイヤロフはケアリング研究の先駆者であり、彼の著書『ケアの本質』は発表以降、哲学、教育、看護、福祉とその研究領域を超えて引用されてきている。

（1）〈ケアするということ〉※7

メイヤロフは、〈ケアすること〉を、「ケアの相手が成長するのを助けることとしてのケアのなかで、私はケアする対象（一人の人格であったり、理想であったり、思いつきであったりする）を私自身の延長のように身に感じとる」と述べている。

ここで着目することを西田[注8]は、一つに、ケアの対象を人だけに限定していない点、二つ目は、〈ケアする〉ことは〈相手の成長を援助する〉ことであると指摘している。そして、ケアする対象が人の場合は、その人が成長するとは「その人が新しいことを学びうる力をもつところまで

【注8】西田絵美　日本の看護学者。仏教大学で修士課程、博士課程・教育学を取得。現在、新潟県立看護学大学の臨床看護学領域・准教授。研究テーマには、看護師のケアリングを高める教育を掲げている。

学ぶことを意味」し、この学びは「知識や技術を単に増やすことではなく、根本的に新しい経験や考えを全人格的に受けとめていくことをとおして、その人格が再創造されること」であるという。

メイヤロフは、〈相手の成長を援助する〉ことに通底している普遍であり〈ケアすること〉の方法論として、「ケアの主な要素」と、ケアしているときの自己のありようであり、ケア相手にどのような関心の寄せ方でどのようにかかわっていくべきかについて「ケアの主要な特質」として、知識、リズムを変えること、忍耐、正直、信頼、謙遜、希望、勇気の八つをあげている。

メイヤロフは、「誰かをケアするためには、私は多くのことを知る必要がある」し、「あるがままの相手を見つめなければならない」。また「私は期待しているものが達成されたかどうかを確認」し「もしそれが成功していなかったならば、他の方法で再び試みる」ことも必要であるという。さらに「ケアする人は実に謙虚であり、相手や自分自身について、またケアというとどこまでが含まれるのかについて、すすんでより多くのことを学ぼうとする」という。〈ケアしている〉とは、〈相手の成長を助けること〉であるので、どのような方法でケアしたとしても、相手が成長していかなければ、それはケアしていることにならないとメイヤロフはいう。

（2）〈ケアリング〉と人生における意味※8

メイヤロフは、〈ケアリング〉がどのような意味があるかについて、以下のように述べている。そのキーワードになるのが、〈場の中にいる〔being in-place〕〉である。メイヤロフは、「〈場の中にいる〉ということは、私と補充関係にある対象〔my appropriate others〕への私のケアによって中心化され、全人格的に統合された生を生きること」であり、「私は私の生の意味を十全に生きるのである」「自己の生の意味を生きることとは、私と補充関係にある対象をケアすることにより〈場の中にいる〉というのである」という。つまり、〈場の中にいる〉ということは、その人の生き方と結びついていることを示している。

なぜ、〈場の中にいる〉ことが、自己の生を生きるになるのか、それは、〈場の中にいる〉という安定性（基本的確実性）が、生を生きる要になっていると指摘している。

　基本的確実性とは、自分が誰かから必要とされているという帰属感を拠り所とし、それゆえに世界に根をおろした状態をつくっている。これは、「私はここにいていい」という承認を相手から得たことを意味する。つまり、自己の存在に対する承認である。この承認が自己の存在を根底から支えるのである。人は誰かあるいは何かから必要とされることを通した承認によって自己の落ち着き場所を獲得するのである。

また、〈ケアすること〉を通して人は、「私の生活に関連しているものは何か」「私が何のために生きているのか」「いったい私は何者か」「何をしようとしているのか」ということに気づくようになり、生きる意味がはっきり表れる。すなわち、〈ケアすること（ケアリング）〉が人生において果たす役割とは、自己の存在の意味を知ることにあるといえる。〈場の中にいる〉ことは、生きている意味に気づく場を意味しているので、生きることと深く結びついている。

〔参考・引用文献〕
※1 「ケア・ケアリングの概念分析―量的・質的研究から導き出された諸属性の構造―」操華子ほか著　聖路加看護大学紀要二二号　一九九六年　P14‐27
※2 「ケア／ケアリングの概念」筒井真優美著　看護研究第二六巻一号　一九九三年　P2‐13
※3 「ケア・ケアリング概念および看護理論の現状と展望」城ヶ崎端子／樋口京子／脇本澄子／井上康子著　大阪市立大学看護学雑誌　第四巻二号　二〇〇八年
※4 『看護法令要覧』井上幸子ほか編　日本看護協会出版会　二〇一四年
※5 前掲3　2
※6 「ケアリングの概説」筒井真優美著　KEIO SFC JOURNAL VOL.18.No.2 二〇一八年　P146‐147
※7 「メイヤロフのケアリング論の構造と本質」西田絵美著　佛教大学大学院紀要　教育学研究科篇、第四三号　二〇一五年　P35‐51
※8 前掲7　P42‐45

3 夫の意思決定で緩和ケア病棟へ

栃本 千鶴

終末期の意思決定は療養者の自己決定権や尊厳を尊重するために重要である。誰もが最後まで自分らしく生きたいと願っており、事前指示書（日本尊厳死協会）やＡＣＰ（人生会議）の考えがでてきた。しかし、その考えには賛否両論がある。そうした中、最後まで本人の希望に沿った緩和ケア病棟への意思決定支援ができた例がある。なぜ、できたのか、本章は栃本が熊代《くましろ》維勢子《いせこ》氏へインタビューを試みてまとめたものである。

ステージ4のがん宣告と夫婦の会話

熊代氏の夫は七十歳代後半。ケアする妻（維勢子）も七十歳代後半で七十五歳まで居宅介護支援事業所管理者として遠方の事業所まで出勤していた。夫は家事を得意とし、帰りの遅い妻のために食事作りを役割として担っていた。妻は食養指導士[注1]（NPO法人日本綜合医学会）でもあり、玄米菜食が中心の食事にし、気をつけていたが、夫は、妻の勧める玄米菜食を口にしていたが、飲酒が好きで自分でも食事を作った。妻は、出されたものは「ありがとう」と感謝して頂いていた。

病状経過　六十歳代前半からコレステロールが高く、N市立大学病院に通院していたが、症状が軽く、七十歳を契機に近くの内科医院への通院となった（紹介状あり）。平成三〇（二〇一八）年一月の正月明けから胃食道逆流、十二指腸潰瘍あり、K市民病院を紹介された。平成三〇年一月中頃、胃カメラによる診断の結果、膵臓がんでステージ4と宣告を受け、手術ができなかった。入退院を繰り返した。

そのような生活の中での夫婦の会話を妻は語った。

【注1】食養指導士　日本綜合医学会は明治時代の食医、石塚左玄が創始した「食養」の思想を継承するため、東大の二木謙三博士が設立（一九五四年）した。玄米・野菜・豆類・少量の魚を中心とする伝統的な和食を推奨、普及するために、三つの資格（食養リーダー、食養アドバイザー、食養指導士）を与えている。食養指導士は個別の病気に対する食事法を学び、日本国民の健康増進のために活動できる専門家である。

妻「兵糧米[注2]食べたらおしまいとよく言っていたね」
夫「今ごろ言うな」
　緩和ケア病棟に入院、平成三〇年六月初旬、いよいよ終末期を迎えたことが分かった。
妻「病院に入院する？」
夫「行く」

入院中の様子

　夫は娘（看護師）が見舞いに来るといつもニコニコしていた。長男の孫、娘の孫とお別れの話を済ませた。夫の足は冷たかったが、孫たちに話すことができた。孫たちは病室から出る時にニコニコしていい顔をしていた。妻はその様子を病室の隅で見守っていた。後で孫に「何て言われたの？」と聞いており、孫一人ひとりの良い点について褒め、これからへの励ましを送っていたことがわかった。

【注2】兵糧米《ひょうろうまい》とは戦時における将兵の食糧米。与えられたお米を食べ終わったら最後になるという言い伝えがあった。

妻との別れ

妻は二日間泊まって口腔ケア等をした。夫は口頭で「ありがとう」を二回言った。その夜一〇時三〇分から一二時三〇分まで寝た。夫は生理食塩水の点滴をしていた。下顎呼吸がでてきたので、妻はいつナースを呼ぼうかと考えた。ナースを呼び、当直医が来て二時四七分、死亡診断書を書いた。

見送り後、夫と妻が最期まで本音で言い合っているのを見ていた主治医から、勉強になったと言われた。夫は、遺言書も書いてあり、最後まで何回も修正して準備していた。妻の終末について、離れた他県に住む長男を頼るように記述されていたので、妻は、「迷いがない」と言った。妻は、玄米菜食を中心にした食生活で、八十歳になった今も健康を維持し、仲間の声掛けで気軽に出かけている。年一回の定期健診で近院の医師から顔を見るなり、「あなたはどこも悪くないでしょう」と言われていると張りのある声で笑った。市の貸農園で野菜作りをし、毎朝野菜ジュースを飲用する生活習慣を続けていた。妻は「八十歳代になると意識して体や脳を働かせないと衰えていくため、楽していてはいけない」と筆者に教えてくれた。

なぜ最後の場所が在宅でなかったのか

ケアする人が看護師でもあり、最後の死亡場所は自宅でも可能と思われたが、夫が緩和ケアの病院を選択したことについて妻に聞いてみた。「夫は病気に対してこわがり屋。だから最後は緩和ケアの病院が安心だと思っていたの」と話した。続けて、「家で見ることはできたけど」と付け加えた。妻は夫の意向を尊重して最後の死亡場所に緩和ケアの病院を選択した。

夫は元建築関係の会社員であり、妻は介護保険法施行以前から名古屋市の委嘱訪問看護師[注3]として活躍したベテランの看護師であった。妻は子育て時には専業主婦状態であった。家を買ってローンの支払い制度があることも知らず、夫にびっくりされたという。筆者もびっくりし、どうして長年会計管理の必要な居宅支援事業所の所長ができたのかを聞いて

【注3】委嘱訪問看護師は、介護保険成立以前の名古屋市において、保健所から委嘱を受け、訪問看護の業務を行っていた。地域における医療機関と連携し、療養者の在宅ケアを支援していた。介護保険制度が成立（二〇〇〇年）すると、在宅ケアサービスの一つとして訪問看護は広く提供されるようになった。

みた。妻（熊代氏）は、「有能な方が側にいて、当初その職員がいろいろ報告してきていたが、そのうち職員の方で私がよくわかっていないことが分かると印鑑押しだけになった」という。職員との信頼関係で経営が成り立ち、熊代氏は相手を尊重して役割分担ができる経営者であった。一方で看護の仕事には厳しい発言をされており、「職員も恐れていた」と語った。毎月発刊されていた「事業所だより」には、所長の挨拶、行事計画や内容、参加者の様子、職員の意見、料理等季節のトピックス等が掲載されており、筆者にも読み応えがあった。

熊代氏が筆者に話した一つに「看護師と介護士は違う。看護師が介護の仕事をするには研修で勉強しないといけない」と話していた。二〇〇〇年以前から名古屋市で介護士研修の講師をして、介護福祉士を養成する大学で教鞭をとられたこともあった。熊代氏は「看護師や介護士それぞれが連携して良いケアができる」と言っており、ナイチンゲールのいう質の高いケアを求めていたといえる。そして二〇〇〇年当初から名古屋市にある居宅介護支援事業所・通所デイサービスを立ち上げてから七十五歳まで経営していた。

体験によるケア

熊代氏は、ナイチンゲールのいう健康について個人として責任を負う一女性であったと見なすことができる。そしてまた、ナイチンゲールが最終目標としたように夫の生命力を少しも犠牲にすることなく、夫を旅立たせた。熊代氏は看護職でもあったが、一女性として、妻としてナイチンゲールの求めた看護を実践できた。

筆者は同じ看護職として熊代氏のバックグランドに関心を持った。戦中戦後の頃、熊代氏三歳時に父親が病死し、姉弟も多かったが家族の一員として良く働き、母親を助けていた。学校へは宿題もせず、登校し勉強はできなかったが、中学校の担任が有名私立高校に推薦した。熊代氏も予想外でびっくりしたというが、母親は貧しい中、進学に積極的にサポートをしてくれたという。勉強を家でできなかった理由について、熊代氏は、「家の掃除をした後、学校へ行った。帰宅後は水汲みや家事をし、宿題をする時間がなかった」と語った。小学生時には、川でウナギを取り、それを料理し、家族に食べさせたという。その頃自宅には二隻のボートがあり、川で漕いでいた。生活力があり、巧みな包丁さばきに筆者は感嘆のため息をもらした。

幼少の頃の体験と母親の毅然とした姿勢を見て成長されており、ケアにも一本の信念が見られた。欲求ばかり高いトラブルメーカーの利用者の調整も熊代氏がきちっと本人に説明して、職員に「がまんする」ケアをさせなかった。筆者が研修等で熊代氏の事業所の職員に会った時、だれもが明るく、生き生きと働いていた。アーサー・クラインマンによる人間の体験によるケアを熊代氏は実践でき、生きがいにもつながっていたと思われる。

4 夫のケアを振り返って

山下 恵子

家族の者がある日突然病に倒れ、医師からがんを宣告された時、どのように対応するかは、この三十年の間にずいぶん変わった。医療技術の進歩もさることながら、患者を支える家族の意識も変わりつつある。ここでは妹と夫の最期をみとどけた場合を例に、ケアをすることの意味を考えてみる。

妹のケア体験で思ったこと

今から三十年前のこと、妹はスキルス性の胃がんで四十二歳の生涯を閉じた。

三十八歳で発病、発見された時はすでに転移もあり、胃と周囲の臓器の一部を摘出したと手術後医師より説明があった。

一年後くらいに再発し、腹水も溜まっており抗がん剤の治療を受けたが、同室の人が次々と亡くなっていくこと、自分も白血球が減って行き体調が悪くなることに不安を覚え、退院した。そして丸山ワクチンの投与を受けたが、これが功を奏したのか元気になり、テニスもやれるようになった、と嬉しい便りをもらった。

しかし、二年が過ぎた頃また体調が悪くなり、大学病院に入院となった。腸に転移し腸閉塞を起こしたため血の混じった嘔吐を繰り返すようになった。

当時社会的にも「がんの告知」は賛否両論があった。妹の夫は、本当のことを告げたら本人は耐えられないと思ったのだろうか、がんの再発であることは絶対に言いたくない、言わないでほしいと言い、主治医もそれに応じ、私たち家族もその言葉に従わざるを得なかった。

私と姉の他に、妹の友人数人から介護したいとの申し出があり、交代で付き添った。面会時「なんで良くならないのだろう」と聞かれてごまかすのが辛かった。管に繋がれ、「歩けなくなったら大変」と体を震わせながら歩行練習していた姿を思い出す。

中学一年生と小学四年生の子どもがいたが「こんな姿は見せたくない、元気になったら会いたい」と最後まで面会しなかった。

妹はどんな気持ちだったのだろうか？　病名を告げて支えることはできなかっただろうか？　後悔する思いが今でもある。

がん発病まで

夫は作業療法士だった。主に精神障害者のリハビリの仕事をしてきたが、大学で作業療法士の教育にも携わった。仕事に全力投球のような人だった。

埼玉の施設で働いていた時に、過労からうつ状態になり、五十四歳で中途退職した。仕事を辞めてからは、農作業などをやりながら、徐々に回復し、元気になっていった。仕事を通して、経済効率優先で便利ばかり追求する社会に疑問を感じるようになったのだろう、「田舎で暮らしたい」と言うようになった。私も、子どものアレルギーから食の安全などを考えるようになり、野菜作りをして田舎で暮らすのもいいかなと考えるようになった。

二人で相談しながら、約十五年前に南伊豆に移住してきた。移住してからは、自然循環を大切にする生活をしたいと、大工さんの助けを借りながら、家作りに挑戦し、野菜作りにも精を出した。しかし、東日本大震災、福島の原発事故があった頃からまたうつ状態になってしまい、日常生活はできるが、人と会うのが苦痛だと言って、家の中で読書したり、音楽を聴いたりといった生活をしていた。

がん発病から手術

二〇一七年一二月、六十八歳の時、便秘ぎみになったことで、近くの

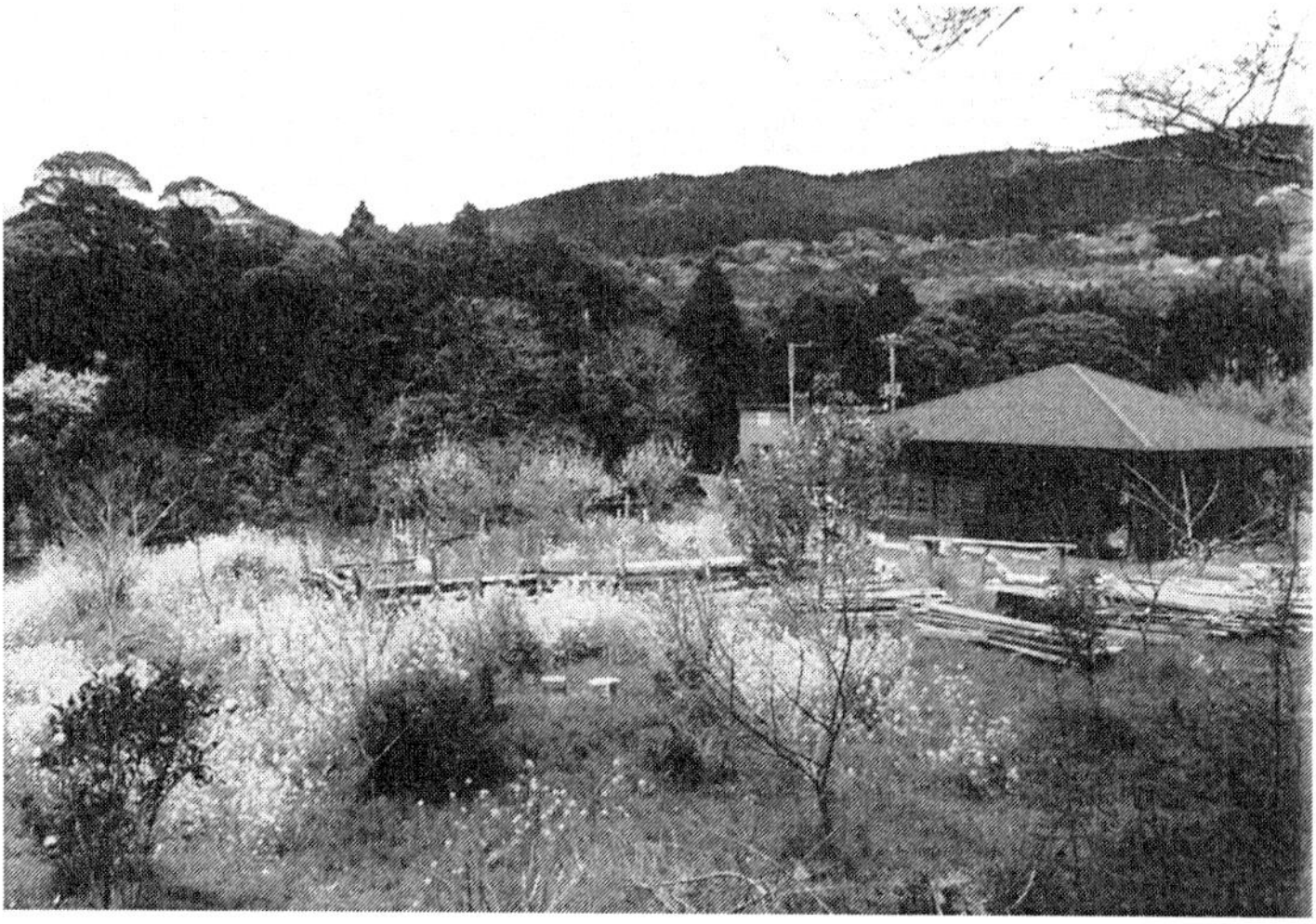
▲南伊豆

公立病院を受診。ステージⅡの直腸がんと診断され、県立のがんセンターで腹腔鏡によるダヴィンチ手術を受けた。術後の病理検査はⅢｃと診断された。術後の経過は良く、自覚症状もなく、三か月ごとに、私の運転で二時間三十分くらいかけてがんセンターに通って経過を見ていた。

通院するようになって間もなく、肺転移が確認されたが、最初から「肺転移の疑いあり」とも言われていたので、冷静に受け止めていたように思う。主治医からは、何度も抗がん剤治療を勧められた。しかし、夫は本やネットで勉強していたが、なかなか決心がつかなかったようだ。私は本人の気持ちが大切と思い、勧めることはしなかった。

症状の悪化、そして在宅療養

術後二年くらいしてから、咳や血痰が多く出るようになり、検査でも肺の病巣が広がっていることが確認された。

抗がん剤治療を拒否したこともあり、主治医から、近くの病院で緩和ケアを受けるのがいいのではないかと勧められた。私は具合が悪くなったらホスピスがいいのではと思っていたが、主治医からは、がんセンターのホスピス棟は、コロナ禍で家族の面会がかなり制限されているので勧められないと言われた。

今後のことを二人で話し合うこととなった。夫は積極的治療を望まず、静かに家で過ごしたいと語った。地域に病院はいくつかあるが、治療優先の一般病院に入院することは、本人にかなりの負担になるのではないかと思われた。夫の気持ちを理解し、往診もしてくれる病院はないものかと探した。近くの診療所に相談に行き、応じてくれたが、数回通院する中で、治療方法をめぐって、ずれができ、関係が切れてしまった。

困っていた時に、友人がT診療所を紹介してくれた。そこは僻地医療を支援することを目的に設立された診療所であった。彼女はT診療所で看護師として働いていたことがあり、がん患者の往診もしていると話してくれた。

自宅から車で一時間くらいかかるので、ちょっと遠いと思ったが、まずは私だけが相談のため受診して、今までの経過を話した。とても穏やかな先生で、ゆっくり話を聴いてくれた。「できるだけ力になりたい。往診もしますよ」と言われ私は胸を撫でおろした。そして数日後往診をしてくれた。ゆっくり夫の話を聴いてくれ、「山下さんの気持ちにできるだけ添いたい」と言ってくれて、夫も信頼感を持ったようだった。私に、「スマホで連絡をとりましょう。二十四時間いつでも心配な時は連絡ください」と言ってくれた。

このS先生との出会いで、最後まで在宅で介護してみようと覚悟ができたように思う。しばしば様子確認のための電話をくださり、いつも丁寧に対応してくれた。

食事は、バランス食を処方していただき、少しずつだが摂取できた。浮腫がひどかったし、心不全のおそれがあるからできるだけ経口でと、S先生の助言があり、点滴は最後まで受けなかった。娘が果物を搾ってジュースにしてくれ、息子はウナギを焼いてくれた。また珍しいものをお土産に持ってきてくれると、とても喜んで少しだが食べることができた。食べることが大好きだった夫にとって子どもたちの心遣いは嬉しかったに違いない。私はおいしいものを作ってあげようという余裕は全くなかった。

排泄は、介護保険申請時にはトイレまで歩行できたが、そのうち車椅子が必要になり、まもなくポータブルトイレとなり、最後は尿瓶であった。それでも、ケアする者が見守れば、ゆっくりだが排泄することができき、最後の朝まで自立していて、オムツを使うことはなかった。呼吸困難で昼も夜も枕を抱えて苦しそうにしていた。最後まで横臥することはできなかった。ベッドサイドに酸素吸入器を二台設置し鼻腔カテーテルで対応した。がんセンターの患者家族支援センターには専門の看護師がいたので、呼吸困難対策に良い方法がないか尋ねてみたが、ホスピス棟でも、特別な方法はないらしかった。ビーズ枕など抱えて対応しているという。何度か電話で相談したがいつも具体的に助言してくれ、とても丁寧な対応で元気づけられた。

呼吸困難はずっと続き、そばにいる家族も見ていてこのことが一番つらかった。背中をさすって、と言われ交代でマッサージした。これはとても喜んでくれた。「病院じゃこんなことやってもらえないものなあ」と言っていた。胸水を抜けば、呼吸困難が少し楽になるのではないかと、S先生に相談したことがあった。早速がんセンターの担当医と連絡をとって相談してくれた。胸水を抜くことによる消耗の大きさを話され、ゆっくり持続的に抜けば、負担は少ないが、それには入院が必要だという。そして、一度入院すると、退院は難しいだろうとも言われた。夫は家に居たいと切望したので、それは断念した。

S先生は、こちらの不安や疑問に、いつも本当に丁寧に納得いくまで説明してくれ、本人の尊厳を大切にしてくれた。

痛みと呼吸困難で不眠を訴えた時、モルヒネの使用を打診されたが、そんな時も、本人が使いたいと言うまで待ってくれた。使い始めると、「意識がぼんやりしてしまう、クリアな状態でいたい」と使う量を減らすこともあった。

最後の日のこと

亡くなる前の日は、夜間たびたび背中をさすってくれ、と要求があり、呻《うめ》き声も聞かれ、とても苦しそうだった。私もほとんど眠れず、朝方、次女と交代し仮眠した。明るくなってから、静かに眠ったようだったので、次女と食事をしてしまおうとテーブルに向かった。

次女が「顔色が悪いみたい」と言ったので、ベッドサイドに行くと、脈は触れず呼吸もしていなかった。そして先生にスマホで連絡、ダメでしょう、体を横にしてあげてください、と言われた。

その日は往診が予定されており、夫はそれを知っていて、朝方次女に「今日先生が来たら、お母さんの負担が軽くなるよう、今後のことを三人で相談して欲しい」と言ったという。痛みと呼吸困難で意識がもうろうとする中で最後まで周囲に気遣ってくれたことに、涙が止まらなかった。

まもなく看護師さんが来てくれ、一緒に死後の処置をし、S先生も来て死亡が確認された。眠っているような穏やかな顔を見て、やっと苦しみから解放されたのだなと思った。

七十歳、発病してから二年十か月の闘病生活だった。

振り返って思うこと

妹の死から三十年以上が経過し「がん告知」は社会的にも広く認められるようになった。夫の場合も、初診の診断時から私も同席し告知を受けた。その後も受診のたびに、医師から検査結果をもとに、病状の説明、生存率などが話された。苦しく辛いことだったが、隠し事はなく、夫婦で病気と向き合えたことは良かったと思う。治療をめぐっては、勧めた治療に従わないと気分を害する医者もいて、何度かぶつかることがあったが、最後に出会ったS先生が、夫の生き方、療養に対する考え方を全て受け入れてくれ、相談しながら治療に当たってくれたことがありがたかった。小規模診療所の良いところだと思うが、看護師さんも事務の方も本当に細やかに対応してくれ、夫の尊厳を大切にしてくれたので、私も安心して最後まで介護できたと思う。

夫の在宅で療養したいという気持ちが強く、コロナ禍で入院すると家族との面会が制限されるという状況もあり、私も覚悟の在宅療養となった。

介助が必要になってから三か月という短い期間に、坂を転げるように悪化して亡くなってしまったために、介護保険も、前倒しで車椅子やベッドをお借りすることはできたが、訪問看護や訪問介護を利用することはなかった。それでも、ケアマネージャーさんから必要な時はいつでも連絡をくださいと言われていたので、安心感があった。

家族の協力があって、助けられたことも大きい。手術をためらっていた時、看護師をしている長女は遠方より来て説得してくれたし、次女は仕事を休んで一緒にケアしてくれた。そのおかげで夜間は交代で眠ることができた。それでも、療養生活が長くなったとしたら、在宅は困難となり、入院を余儀なくされたと思う。私も体重が減ってしまい、眠れず睡眠薬を服用せざるを得なかった。限界であったと思う。亡くなる朝まで、少量だが食べることができ、自力で排泄し、苦しみながらも自分らしさを貫いた。最後まで気丈であったのに驚かされた。

もし抗がん剤を使っていたら、また入院していたら、どうだっただろうかという思いは頭をよぎるが、夫らしい最期だったと思う。

5 ケアされること、ケアすること

柿原 加代子

カメラマンの夫が突然、くも膜下出血でたおれた。幸い命はとりとめたものの後遺症は残り、リハビリ病院からレスパイト施設、在宅療養へと移り、家族総がかりでのケアを経験することになった。この経験を通して、メイヤロフの言う「場の中にいる」ケアリングとは何かを体現することになった。

夫の病状の経過とケアの軌跡

救急入院

十年前のある夕方、筆者は勤務から二〇時頃に帰宅した。玄関にはラジオからニュースが流れていた。「ただいま」と言ったが何の返答もないため、少し違和感を感じながら、リビングに入った。リビングは真っ暗で、ソファーに目をやると夫が寝ているのを確認できた。「こんなところで眠ってしまって、風邪をひくでしょ」と声をかけながら近づき、肩をゆすって起こそうとしたが、反応がなかった。とっさに異変が起こったことを察知し、バイタルサインをチェックした。脈拍触知可、呼吸を確認できた。すぐに、一一九番通報をし、その後、入院の準備をした。救急車で救急指定病院に搬送され、診察、検査の結果、医師から「動脈瘤破裂、くも膜下出血」と診断された。医師から、今後予測される結果として、

・このままでは死亡
・手術を施行しても意識障害で寝たきり状態

・脳障害による後遺症（運動障害、意識障害）が残るとの宣告を受けた。医師は淡々と述べ、手術を受けるかどうか聞かれた。同席していた筆者の姉は、「お医者さんは、冷たいね、いたわりの言葉もなく淡々と話すんだね」と泣いていた。それを聞いた私は、はっとした。筆者は専門職であり、医師は当然のことを言っているのであり、それを、冷静に受け止めている自分があった。しかし、一般人である姉は、筆者の深層の気持ちを代弁してくれたような気がした。筆者は冷静を装っていたが、深層心理は、突然、夫の生命が失われようとしていることに対する恐怖、不安、悲しみに覆われていたのである。しかし、専門職である故、そうした感情を抑えて、必死に冷静であろうとしていた。しかし、翌日、手術室に搬送される途上に担当してくれた看護師は、自分の母親も同じ病気であったが、現在は、後遺症はあるものの元気に生活しているというエピソードを話して、励ましてくれた。その看護師の母親と夫とは、病状が違うかもしれないが、筆者に希望を与えてくれ、とても気持ちを和らげてくれたことを今でも覚えている。

翌朝、早朝に手術を受けることになった。早急に、親類、知人、職場に連絡をした。職場には、講義や大学運営等の調整を行った。こうした調整に長時間を要した。患者の家族がケアに専念できるようなサポート体制を、家族と別のキーパーソンが担ってくれることが望ましいと考える。例えば、翌日、手術後（開頭クリッピング術[注1]＝約六時間）、筆者は病院の病棟で親族の人々（夫は七人兄弟の三男）に、病状の経過を説明した。説明後に、早々に親族達は皆帰宅してしまった。筆者は発病から手術まで、筆者の姉とともに交代で付き添っていたので疲労が蓄積していた。疲弊しきった状態で、説明後も、手術後の付き添いをすることが必要であった。しかし、誰もそのことを気遣う人はいなかった。筆者からキーパーソンとなる人を依頼し、何をサポートして欲しいのかの協力体制をつくる必要があった。

　夫は手術後、合併症は出現することなく経過した。しかし、高次脳機能障害、四肢不完全麻痺、嚥下《えんげ》障害が後遺症として残った。嚥下障害のため、胃瘻《いろう》造設を受けた。筆者は看護教員の仕事を継続しつつ、毎日夕方、週末、病院に通いケアをした。家事については、長男、長女の協力を得て何とか生活を維持していた。

【注1】開頭クリッピング術　顕微鏡で、直接動脈瘤を確認してクリップをかけて再破裂を予防する。動脈瘤がクリップで留めることのできる場所にある場合に行う。動脈瘤やくも膜下出血の治療として広く多くの病院で行われている。

救急外来、急性期病棟における家族に対するケアについて考えてみたい。筆者が経験したように、山勢[注2]は、患者の生命危機状況に直面し激しく動揺し危機に陥りやすく、精神的危機、家庭内役割変化や社会的役割遂行困難による社会的危機の影響を受けていると述べ、そのような家族に対して早期より看護支援を要するとしている。[※1]

しかし、現実は、危機的状況下に置かれた家族との関わりについて、援助の重要性を感じながらもその関わりに戸惑い、さらに処置や検査といった診療の補助が優先となってしまい、意図的に介入することができないことも多い。また、家族を取り巻く状況により家族への支援は様々であり、看護師は家族への支援に困難さを感じている。一方、そのような状況にあっても、救急外来の熟練看護師は「手を尽くして得た情報から家族の衝撃・ニードを見極める」「混乱している家族に対応できるよう統一性の確保と臨機応変さに努める」「限られた状況の中でも家族の心情や体調に気遣い関わり続ける」などのケアを実践していた。[※2] こうしたケアが必要と考える。

【注2】山勢博彰
新潟大学医療技術短期大学部を卒業、日本医科大学付属病院に看護師として勤務、文教大学大学院修了、山口大学大学院単位取得退学（医学博士）。現在山口大学大学院医学系研究科教授。

急性期病棟に転室

週末、午前中病室を訪れると、ベッド周囲に吸引チューブやその袋、酒精綿などが散乱していた。また、点滴が大量に漏れて汚染したシーツの上にバスタオルが置かれていて、手術後の患者の清潔な環境とは決していえない状況を目にした時、ショックを覚えた。また、ある日の朝、夫はおむつを使用していたが、「氷の中で眠っていた」と言い、足を触ると氷のように冷たくなっていた。おむつ交換が定時にしか行われないので、失禁して時間が経過すると冷たくなってしまうためと推察した。思わず、足を両手で包みさすり、涙したことを覚えている。その後、筆者自身で、足浴を行った。

こうした現実は、その後、他病院で、「脳室腹腔シャント術」を受けた時も同様な状況があった。手術を無事に終えて、リハビリ病院へ転院することができた。その時、夫の両足が真っ白になっていた。すぐに、リハビリ病院の看護師にお願いして、足浴をしていただくことにした。足浴バケツが垢でいっぱいになった。あまりのひどさに悲鳴をあげたのを今もありありと覚えている。きっと痒《かゆ》みも強かっただろう。持病で白癬《はくせん》症があり、それが、悪化したのだと考えられたが、清潔の援助がずさんであったと推察できた。急性期医療の現場では、生命維持のための「診療の援助」に力が注がれ、「日常生活援助」が疎《おろそ》かにされる現実を垣間見て虚しさと落胆を覚えた。

ナイチンゲールは、その著『看護覚え書』に、「看護とは、新鮮な空気、陽光、暖かさ、清潔さ、静けさを適切に整え、これらを活かして用いること、また食事内容を適切に選択し適切に与えること、こういったことすべてを患者の生命力の消耗を最小にするように整えることを意味すべきである」と述べている。また、ヘンダーソン[注3]は、その基本的看護（看護師独自の機能）において、「看護師の独自の機能は、病人であれ、健康人であれ、各人が、健康あるいは健康の回復（あるいは平和な死）に資するような行動をするのを援助することである。その人々が必要なだけの体力と意志力と知識とをもっていれば、これらの行動は他者の援助を得なくても可能であろう。この援助は、その人ができるだけ早く自立できるようなやり方で行う」、「看護の第一義的な責任は、患者の日常の生活のパターンを保つのを助けること、すなわち、普通は他者に助けても

【注3】ヘンダーソン　アメリカの看護師、看護研究者、看護理論家。著書「看護の基本となるもの」には、人の基本的欲求と基本的看護の構成要素について説明し、看護は「人が援助を受けずに自立できるように援助すること」と捉えている。

らわなくともできる呼吸、食事、排泄、休息、睡眠や活動、身体の清潔、体温の保持、適切に衣類をつける、等々の行動を助けることである」と述べている。基本的ニーズに基づく、「日常生活援助」なくして、対象の健康回復・治癒はあり得ないことを再認識することが必要であろう。

リハビリテーション病院へ転院

急性期病院からリハビリ病院へ転院した。ここでは、リハビリテーションを主治療とするので、医師をリーダーとして、理学療法士、作業療法士、言語療法士[注4]、看護師、介護士がチームとなって、治療・ケアが行われた。定期的にチーム会議が家族を交えて行われたが、医師がリーダーであるが非常勤医師であり、副リーダーの作業療法士や言語療法士が利用者の全体把握・報告をし、その後の方針検討・決定が行われた。看護師がチーム会議に参加することはなかった。基本的ニーズを考慮した日常生活援助が看護師の役割であるはずだが、その役割はここでは十分に発揮されているようには感じられなかった。

対象者の状態を踏まえた治療・援助が展開された。筆者はそれとは別

【注4】理学療法士①・作業療法士②・言語療法士③　①起きる・立つ・歩くなど基本的動作能力の回復をサポートする。②言葉を使ったコミュニケーション全体の障害、嚥下障害などのリハビリテーション、③日常生活を営む上で応用動作の維持や改善、精神的ケアを行う。

に私的に見つけたNPO団体の運動療法をこのリハビリ病院で実施することを施設に申し出て許可を得て運動療法を受けた。この運動療法は、専属の運動療法士によりマンツーマンで行われた。

リハビリ病院でのリハビリテーションとNPO団体の運動療法の効果があり、夫は、自立歩行が可能となり、嚥下障害も改善し、経口摂取ができるようになった。しかし、排泄障害と高次機能障害は残った。

ここでの療養生活は、清潔かつゆとりある空間で、アメニティも整っている環境で、夫も面会に訪れる家族にとっても、快適な療養生活ができ、筆者自身も安心してケアを委ねることができた。筆者は週末面会を重ねつつ、夫のリハビリに同行し、夫の病状の回復状況を観察し、励まし、夫とともに回復の喜びを感じることができた。理学療法士や言語療法士の方々も熱心に指導、ケアしていただいた。スタッフの皆様方に感謝しかない。

レスパイト施設入所

リハビリ病院の治療期間の限度があり、友人等の紹介で、レスパイト施設に入所した。この「レスパイトケア」は、米国では「respite service」、「respite care」、「respite program」等と使用され、オックスフォード辞典（第二版）によると、respiteは「レスパイト」あるいは「レスピット」と発音され、「休息」、「休止」、「休養」、「休息期間」、「一時的中止」、「延期」、「執行猶予」、「苦痛の一時的軽減」等を意味する。わが国では短期介護[※3]、一時的休息ケア[※4]等と訳されてもいる。「respite service」、「respite care」、「respite program」は同義語であり、いずれも「一時的な介護休止を提供するサービス」を意味している。我が国では、「障害児（者）をもつ親・家族を一時的に、一定の期間、障害児（者）の介護から解放することによって、日頃の心身の疲れを回復し、ほっと一息つけるようにする援助」と定義される[※5]。

要介護者等が地域や在宅での生活を継続していくためには、少なからず介護者との関係性が影響し、特に介護者の負担軽減は大きな課題の一つとなっている。これまで、こうした介護者の休養やQOL[注5]の確保は、在宅ベース（訪問介護等）や地域ベース（通所介護等）等様々な形でレスパイトケアとして提供されてきた。日本では制度的には一九七六年に「心

【注5】QOL Quality of life（クオリティ・オブ・ライフ）は、「生活の質」「生命の質」などと訳され、患者の身体的な苦痛の軽減、精神的、社会的活動を含めた総合的な活力、生きがい、満足度という意味が含まれる。

身障害児（者）短期入所事業」の名称で、いわゆるショートステイとして始まり、高齢者介護におけるレスパイトケアは介護保険制度において短期入所生活介護・短期入所療養介護として位置づけられたことで現在では全国的に広がりつつある。当初は、ケアを担っている家族の病気や事故、冠婚葬祭などの「社会的な事由」に利用要件が限定されていたが、現在は介護疲れといった私的事由でも利用できる。[※6]また、田中らは、家族がレスパイトケアを利用する主な理由は、仕事の都合、冠婚葬祭、家族の入院等であり、家族の休息を理由とするものは少ないと指摘している。[※7]

利用者や介護者が求めるレスパイトケアの役割・機能として、「在宅生活の限界点の引き上げ」に向けて、従来からの「家族等介護者にとってのレスパイト」に加え、大きく、「生活機能等の向上」「病院等からの退院・退所後の在宅生活に向けた移行期における利用」「生活状況の把握・モニタリング」「状態悪化への対応」「一時的な避難等」を挙げている。

筆者も先の指摘と同様に、家族の休息・休養とは違い、夫の認知及び運動機能障害のレベルを考慮し、筆者が仕事を継続することを条件として、即、在宅介護移行は難しいと考え、在宅介護移行への前準備段階として、レスパイト施設に入所することを選択した。

このレスパイト施設は、無垢の木のぬくもりを感じながら、なんだかほっとできるやさしい空間の中で、デイサービス、泊りを利用できる施設だった。病状把握については、訪問診療もあり、健康面でのモニタリングができて安心できた。夫は、自宅のような空間で、ゆったりと、穏やかに日々をおくることができた。家族も利用者とともに泊まれるベッドも備えてあった。家族との絆を保ちつつ療養生活を送ることができる環境が整っていた。

筆者は、週末には面会に訪れ、夫と散歩したり、喫茶店に行ったり、施設でランチを一緒に食べたりした。高次脳機能障害があり、自発的なコミュニケーションをとることはできなかったが、ともに、同じ空間で過ごす時間の幸せをじっくりと味わうことができた。やっとここまで来れたという実感と、未来へ向けての希望を見つめることができた。夫と筆者、家族のQOLを高めることができたと考える。

レスパイト施設での生活は二か月を迎え、その後どうするか、施設入所か在宅療養か、の選択をする時期となった。迷った。そして、家族の意見も聞いた。しかし、筆者には、当初から、在宅療養をさせたい、夫もそれを望んでいると確信していた。長男は賛成してくれたが、長女は反対した。その理由は、「健康だったころの父ではないので、受け入れられない」ということだった。長女にとっては、仕方ないとも思った。筆者はそんな長女に、「お母さんは、お父さんを家で生活してもらいたいと思っている。お父さんもそう思っている。お母さんとお父さんの思いを受け止めて欲しい」と涙ながらに伝えた。長女は承諾してくれた。とても安堵した。一方では、どのように在宅療養ができるのかという不安もあった。でも、やるしかない。ここまでやってこれたから、きっとやれると自分を鼓舞していた。

在宅療養

在宅療養が始まった。熱心なケアマネージャーからの紹介で、歩いて数分のデイサービス施設と訪問介護（デイサービスの送迎）を利用することにした。夫はもともと社交的な性格で、デイサービスに積極的に参加することができた。しかし、当初、デイサービスの内容になじめない感じもあった。過去の職業がカメラマンであったことから、他利用者さんの写真を撮りたいとカメラを準備したが、高次脳機能障害があるため、カメラ操作ができなくなっていた。そのことを、本人はとても落胆した様子であった。自分が職業として、プロとして得意としてきたことができないことへの悲しさ、自信喪失感は大きかったと思う。

しかし、いつまでも、できないことに終始していてもと思い、その他のできることに目を向けていくことにした。夫は花を育てるのがとても好きで、長年丹精を込めて真っ赤なハイビスカスを育ててきた。名前は「ハナちゃん」。ハナちゃんは、開花期には百輪もの真っ赤な花をつけるほどだった。冬には、室内に入れて寒さで枯れてしまわないようにしていた。また、株分けして、友人や近所の方にプレゼントしたりしていた。デイサービスの利用者さんにも欲しいと言われるとプレゼントしたりしていた。それが、とても夫の喜びであった。デイサービスでは、その他、生け花、喫茶、カラオケなどに積極的に参加していた。夫は、世話好きな性格もあり、施設の花壇の水やり、その他、職員のお手伝いなどをしていたようだ。夫の過去の習慣や趣味、性格を考慮した生活ができ、夫は、障害を持っていても、自身の好きなことができ、他者から感謝されることができ、日々楽しく、いきいきと生活できていたと考える。そうした、デイサービスでの日々の生活の様子をお便り手帳に綴っていただき、筆者はそれを読んで、障害を持ちながらもいきいきと生活できている夫の幸せを嬉しく、安堵した。

夫の高次脳機能障害は徐々に進行していった。特に、勝手に外出してしまい迷ってしまうことが多発するようになった。初回は筆者と近所のショッピングストアを訪れた時で、筆者がレジをしているときの数分の間にいなくなってしまった。必死に一時間ほど店内を探しても見つからないため、警察に連絡し、捜査依頼をした。それから三時間後、隣の市の住宅街でインターフォンを押す不審者があると警察に通報があり、警察に補導され身元が分かり、引き取りに来て欲しいと連絡があった。その後も数回、家族が目を離している間に出て行ってしまい迷子になることがあった。その都度、近所を探しにいったり、警察に通報したりした。しかし、幸いにも無事に発見され帰宅することができた。その後も、長男夫婦が、名古屋ドームでのイベントに夫を連れて行ってくれた時のことである。長男夫婦が一瞬目を離した時、夫の姿がなかったという。すぐに警察に捜査依頼をして、夫が見つかるのを待った。その日のうちには警察からの連絡はなかった。翌朝になっても連絡はなかった。どこかで交通事故にあっているのではないか？転落して怪我をしているのではないか？と一晩中眠れなかった。翌日昼に警察から、保護しているので迎えに来て欲しいとの連絡があり、迎えにいった、夫は笑顔で私達を迎えてくれ、帰り際に警察の職員に「お世話になりました」と丁寧に挨拶をした。それまで、涙していた筆者であったが思わず笑ってしまった。後日、その日のことを夫に尋ねたら、息子夫婦とはぐれて、空腹になり、中華料理店でラーメンをご馳走になったこと、その後、ひたすら、自宅を目指して歩いていたことを話してくれた。本当に、無事に帰ってきてくれて安堵し、嬉しかったことを覚えている。

徘徊により行方不明になる高齢者（徘徊老人）は年々増加している。警視庁の「認知症の行方不明者の推移」によれば、徘徊老人は子どもの迷子を上回り、二〇一九（令和元）年の一年間、全国で約一万七千人にも達している。この一万七千人の徘徊老人は警察に届け出があったものなので、届け出がないものを含めればもっと多くの高齢者が認知症により行方不明になっていると予想される。行方不明となった場合、九十九・三パーセントの人は一週間以内に保護されるなどして所在が明らかになることがわかっている。一方で、行方不明から五日間経過してしまうと生存率は〇パーセントとなり、早期発見が極めて重要であることが示唆されている（二〇一六年 桜美林大学老年学総合研究所の調査より）。また、踏切事故や交通事故に遭う例や、徒歩ではなく自転車や自動車で出かけて他人を巻き込んだ事故を起こしてしまうこともある。※8

そうした高齢者の対策として、徘徊への備えを日頃からしておくことが必要であった。徘徊のタイミングを知るセンサーの設置、早期発見のためのGPS端末の利用、早期発見・保護のため、地域と連携し、SOSネットワークがあれば事前に登録をしておく。現在は地域により警察や行政の対策があるのでそれらを把握し、事前に徘徊の可能性がある高齢者がいることを相談・登録しておくと、速やかな対応が可能となる。また、徘徊により事故に備えて保険に加入しておく。具体的には、市自治体は、GPS携帯の靴を提供したり、早期発見・保護のための徘徊高齢者SOSネットワークシステム事業[注6]を展開しており、このネットワークに登録している人が被保険者となるものである。※9

　コロナ感染症拡大が始まり、夫の病状は、徐々に悪化していった。嚥下機能が低下して、むせることが多くなった。自力で食事摂取できていたが、できなくなり、介助が必要になっていった。歩行もふらつくことが多くなった。そこで、コロナ禍ではあったが病院を受診し精査した。その結果、「脳多発性悪性腫瘍」、「胸腺悪性腫瘍」と診断された。胸腺腫瘍は切除手術を実施した。脳多発性悪性腫瘍については、病院で施行できる治療はないと宣告された。余命二か月と宣告された。突然の宣告で、二つの大病にさらされた夫の不幸を嘆き、悲しみ、これ以上、夫が苦しむことがないよう、できる限り、安らかで、穏やかな日々が過ごせることをひたすら祈った。

　そうした夫と筆者の祈りを叶えることができる施設を自身で必死に探した。そして、ネット検索により、自宅に近く、家族がいつでも面会でき、看取りが可能な医療型有料老人ホーム・ナーシングホーム[注7]を見つけ

【注6】徘徊高齢者SOSネットワークシステム　徘徊のために行方が分からなくなった高齢者を、市のネットワークに登録した介護保険事業者等が行方不明者の情報を共有し協力して、早期発見・保護するためのネットワークシステム。

【注7】医療型有料老人ホーム・ナーシングホーム　ナーシングホームとは本来欧米における呼称で、日本での明確な定義はないが、有料老人ホームに類する施設とされている。

ることができた。事前に見学し転院の準備を進めた。

ホームへの入所から亡くなるまで

医療型有料老人ホーム・ナーシングホームは、看護師による二十四時間看護を受けられ、医療処置については、訪問診療を受けることができた。住宅と田園、公園などに囲まれた、のどかな環境の中に立地していた。夫の部屋は、暖かな陽ざしが差し込む部屋であった。時には、子どもの声や小鳥のさえずりが聞こえ、自然の匂いがして、生活の気配が感じられ、夫にとっても安堵できる環境であったと思う。

夫は経口摂取ができないため経管栄養法、肺への転移もあり、呼吸機能も低下しており、経鼻酸素療法を受けた。意識障害、運動障害もあり、日常生活全般の援助が必要な状態であった。ここでのケアは、二十四時間看護師、介護士が常駐して、手厚いケアをしてくれた。コロナ禍であったが、家族の面会は自由にできる環境であった。その他の親戚、友人、知人の面会は、面会時間が限られていた。しかし、交代で多くの人々が、夫の面会に来てくれた。筆者は毎日、子ども達は交代で面会をして、

施設によって看護師が二十四時間常駐するなど医療面での手厚いサポートが特徴である。

夫との時間を過ごした。夫は、いつ面会に行っても、清潔なベッドに横たわり、安堵した様子で、清潔な身体でスヤスヤと眠っていた。手足も温かく血色よく、清潔ケアも行き届いていた。基本的ニーズを考慮した日常生活援助が十分に行われていた。これまで経験したケアとは比較にならなかった。筆者は安心して夫のケアを任せることができた。筆者は、今まで通り、仕事を継続していた。子ども達も同様に学業、仕事を継続できた。

ある日、看護師Aさんに夫と家族の写真を持って来てほしいと言われた。そして、病室に飾りましょうと言ってくれた。夫が寝ているベッドから見えるところに写真を何枚か飾った。〝家族でイタリア村に行った時の写真〟にした。夫と筆者、子どもたちは、満面の笑みをうかべていた。家族写真はすべて夫が撮ってくれたものばかりで、夫が映っていないものが多かったので、探すのに時間を要した。写真のなかには、日焼けした浅黒い笑顔の夫の姿があり、それを見た看護師さんが、「柿原さんは、こんなに浅黒い方だったんですね。今は色白なのに」と問われ、「そうです。魚釣りが趣味で、休日は魚釣りに行っていましたから、日焼けして、一年中、浅黒いままでした」というと、「そうだったんですね」と、健康だったころの夫のことを話すきっかけとなった。それから、看護師さんがケア時には、夫のこと、家族のことを話題にして、夫とのコミュニケーションをとるようになったようだ。筆者が面会に行くと、看護師Ａさんは、「今日は魚釣りのことを話すと、目を開いてにっこりされたのですよ」と話してくれた。夫のことを全体的に捉えてケアしてくれていること、家族が知ることのない時間の夫の様子を伝えてくれ、夫と家族の時間を繋いでくれていること、そして、家族は安心して日常の生活をすることが可能となる、そんな看護師のケアに感謝で涙がとまらなかった。

夫との別れの時が近づいていた。ある日の午後夫の面会に訪れた。暖かな陽ざしが差し込むベッドサイドに座り、夫の温かな手を握り、夫への感謝の言葉を述べた。「トトロ[注8]、ありがとう。幸せな時間をたくさんありがとう。私はとっても幸せでした。あなたは幸せだったかな？　家族のために美味しい食事やおやつをつくってくれてありがとう。いろんな場所に連れて行ってくれてありがとう……」

【注8】長女が幼少時、お父さんと言えないため、大好きだったトトロと夫を呼ぶようになった。

夫と過ごした時間を振り返って、たくさん話した。気づいたら、周囲は真っ暗になっていた。このように、この施設に入所して、夫とのゆったりした時間をたくさん持つことができた。

夫との別離の時は、ついに訪れようとしていた。前日の夕方、夫の施設の近くのお気に入りのケーキ屋さんで、お菓子を購入し、「明日、また来るね」と囁き、夫の部屋の窓を見つめつつ、施設の横の細い道を自転車で通り過ぎた。

翌日、筆者は車で出勤、途中、携帯電話が鳴った。長男からの夫の危篤の知らせだった。筆者は、大学に到着し、開催予定だった委員会の司会と会議内容を他委員会メンバーに依頼して、折り返し施設に向かった。生前から夫は、「仕事は第一だよ。決して、迷惑をかけるようなことはあってはいけない」と言っていた。そんな、夫の声が聞えた気がした。筆者は「そうだね、ちゃんとやれたよ」と答え、夫の待つ場所を目指してゆっくりとアクセルを踏み込んだ。

ケアを受ける人とケアする人が、ともに、その人らしく生きるケアをこの施設では受けることができたと考える。

ケアリング論によりケアの軌跡とその意味

メイヤロフは、その人が成長するとは「その人が新しいことを学びうる力をもつところまで学ぶことを意味する」し、相手の「人格が再創生される」こと、つまり、今ある人格から新しい人格へと変化していくことを示している。

夫は、くも膜下出血の後遺症があったが、急性期病院を退院し、リハビリテーション病院を入院・退院し、レスパイト施設入所を経て、在宅療養に移行することができた。社会サービスや友人・知人のサポートを得ながら、新たな人格形成（人格の再創生）を目指しつつ、夫の新たな生活を取り戻していくことができた。夫の成長を援助するために、筆者は、専門職の知識・技術を駆使したが、メイヤロフのいう「ケアの要素」が十分に発揮できたかというと否である。その当時は、先にも挙げたように、二人の子ども（当時、長男・大学四年生、長女・中学三年生）があり、看護教員として大学で学生に看護学を教授していたからである。夫のケアに専念することはできなかった。

ケアリングを成立させるためには、ケアする人には、他者をケアするための多くの知識が必要である。筆者は専門職としての知識はある程度持ち合わせていたが、社会サービスについては、机上の知識に留まっており、十分な知識がなかった。メイヤロフは、この知識とは、「あることを知っていること」に留まらず、その「あること」を実行したり、「あること」に関するさらなる情報を得ることを含むとしている。そういう意味で夫の成長を援助するに足る知識ではなかった。その点については、医療ソーシャルワーカーやケアマネージャーからの助言をいただき対応していくことができた。地域包括支援システムにおける情報の共有・利用者・家族への提供は重要になると考える。

次に、ケアリングには、ケアする人とケアを受ける対象との関係性が重要となる。双方がお互いを尊重しあい、お互いの信頼関係のうえで成長していこうという〈希望〉をもち続け〈忍耐〉が必要である。〈信頼〉のうえで、自分のケアリングを常に反省し、ケアされている人から学ぶという〈謙虚〉さ、自己志向を脇において、他者の成長に何が必要なのかを考える〈正直〉さがなくてはならない。また、常に、他者の成長にとって適切でないかもしれないという〈勇気〉が必要である。

筆者の場合、夫は後遺症のため、無為・無気力の傾向があったが、元カメラマンであったことで、写真を撮りたいとの意欲があったが、カメラの操作についての記憶を喪失しており、残念ながら写真を撮ることはできなかった。そのことに、夫はもちろんのこと、筆者も非常に落胆した。そこで、筆者は安易に写真を撮ることを諦めてしまったが、もっと違う方法で、写真を楽しめる方法を模索するべきであった。夫にとって写真を撮ることは、特別なことであり、きっとそこには、生きる意味・意義を包含していたと確信していたからだ。ケアされている人から学ぶ〈謙虚〉さと、成長に何が必要かを考える〈正直〉さ、成長にとって適切でないかもしれない〈勇気〉と〈忍耐〉が不足していた。

夫は健康時、前述したように多趣味で、なかでも植物を育てるのが好きだった。デイサービスの職員は夫の健康時の習慣を考慮したケアをしてくれた。そのことで、夫の生活が豊かになり、生きがいや希望を見出すことに繋がったと考える。そのためには、利用者の健康時の習慣や趣味などについて、利用者や家族は職員に積極的に情報提供し、職員もまた積極的に把握し、ケアに活かすことが必要であろう。

次に、メイヤロフは、〈ケアリング〉の意味とは、そのキーワードになるのが、〈場の中にいる［being in-place]〉であり、「〈場の中にいる〉ということは、私と補充関係にある対象〔my appropriate others〕への私のケアによって中心化され、全人格的に統合された生を生きることであり、「私は私の生の意味を十全に生きるのである」。「自己の生の意味を生きることとは、私と補充関係にある対象をケアすることにより〈場の中にいる〉というのである」という。つまり、〈場の中にいる〉ということは、その人の生き方と結びついていると示している。

ケアを受ける夫は、過去カメラマンとして働き、人々の生活（人生）の一瞬を捉え、それを大切な思い出として切り取り残していく役割を長年果たしてきた。また、魚釣りや植物を育てるなど自然との対話を大切にする人だった。何よりも家族を愛し守ってきた。一方、ケアする筆者は、妻、母、看護教員、看護師としてその役割を果たしてきた。夫や子ども達を愛し守り、看護師として、看護することに誇りを持ち、看護学を看護学生に教授し、臨地実習では、病む人々に学生とともにケアリング実践をすることを目指してきた。夫をケアする、家族としてケアされる、看護学を教授し実践する体験のすべてが、筆者の人間としての成長を促したことは言うまでもない。また、そうした体験の全てを通して、人生をいかに生きるべきかその役割を問い模索し、明らかになった役割の具現化を試みる日々であったと考える。

次に、夫と筆者が共通して生きることに繋がる〈場の中にいる〉とは、相手のためにケアすることに専心することで自分の落ち着ける場所が生まれる。すなわち、家族がともに存在する場に身を置き、個々の役割を果たすことができることである。その場は自宅がもっとも望ましいが、ケアを受ける者とケアする人の生きることを考慮すると、その場は変化が余儀なくされる。夫と筆者がたどったケアの軌跡を見ても、その場は、急性期病院やリハビリ病院、レスパイト施設やナーシングホームであったりと変化した。メイヤロフは、その場は変化しても、ケアする相手をケアすればするほど、相手の成長を願えば願うほど、その場の中にいることで、自分が誰かから必要とされているという帰属感を拠り所とし、それゆえに世界に根をおろした状態をつくっているという。これは、「私はここにいていい」という承認を相手から得たことを意味する。つまり、自己の存在に対する承認である。この承認が自己の存在を根底から支えるのである。人は誰かあるいは何かから必要とされることを通した承認によって自己の落ち着く場所を獲得するのである。ケアされる人がその生を生きる場が、安定性（基本的確実性）があることが必要とされるが、そのような場にすることが、ケアする人の役割と考える。

しかし、ケアする人だけではそれは不可能であり、ケアする人の周囲の環境がそれを支援することが必要と考える。筆者が自身の生を生きつつ、夫のケアを継続できたのは、筆者をサポートしてくれた多くの専門職や友人・知人の存在があったからである。そうした人々が夫と筆者をケアしてくださったからである。そうした人々にここで改めて深謝したい。

筒井[注9]は、ケアリングの課題として、ケアリング環境の創造を挙げている。ケアリングが支持される環境があってケアリングが可能になり、ケアリングによって環境も変化すると指摘している。[※10]すなわち、ケアする

【注9】P30注7を参照。

人が支援される環境になければケアリングは難しく、癒されていなければケアを受ける人を癒すことは難しい。医療環境は在院日数の短縮、疾病構造の複雑化、重症化、と厳しい状況であるが、この中でどのような医療環境を創造するかが課題であると指摘している。医療に限らず、健康・福祉・介護環境においてもケアリング創造のためには何が必要かを検証していくことが求められている。※11

筆者と夫が存在した〈場〉は、変化していった。夫と筆者の生を尊重した生きるを支える場ではないこともあった。しかし、いつも夫と筆者、家族の生を尊重する場を模索しつつ、周囲の人々のサポートを得て繋がりながら、夫と筆者、家族の生を生きる場所に迷いつつではあったが、たどり着くことができ、夫を見送ることができたと考える

〔参考・引用文献〕

※1「救急・クリティカル領域における家族看護の構造モデル」山勢善江／山勢博彰／立野淳子著　山口医学　第六二巻二号　二〇一三年　P91‐98
※2「救急搬送された患者が入院後に到着した家族への関わりに対する熟練看護師の看護実践」町田真弓／中村美鈴著　Journal of Japan Academy of Critical Care Nursing Vol.12 No.3　二〇一六年　P11‐23
※3『エイジング大事典』G・L・マドックス編・エイジング大事典刊行委員会監訳　早稲田大学出版部　一九九〇年
※4『現代福祉学レキシコン』京極高宣監修／小田兼三ほか編　雄山閣出版　一九九三年
※5「レスパイトサービスについての基礎的研究」高松鶴吉／慶瀬貴一／皆川正治ほか著　厚生省心身障害者研究「障害者の地域生活援助方法の開発に関する研究」報告書　一九九一年
※6「在宅の重症心身障害児・者と家族のレスパイトケア利用に関する研究（第二報）」別所史子／入江安子／山田晃子／上本野唱子／富和清隆著　小児保健研究　第七二巻第三号　二〇一三年　P427‐434
※7「在宅障害児・者の家族に対するレスパイトサービスの実践および評価　家族が求めるサービスの役割と効果的なサービスシステム要件」田中千鶴子／濱邉富美子／廣田明子／大橋知佐子著　家族看護学研究　第八巻二号　二〇〇三年
※8 https://www.cocofump.co.jp/articles/byoki/94/

認知症の行方不明者が増加中―徘徊の原因から対応の方法まで全て紹介―サービス付き高齢者向け住宅の学研ココファン 二〇二三年

※9 https://kaigo.homes.co.jp/manual/dementia/symptom/haikai/
【知っておきたい】認知症による徘徊―その原因と対応方法 LIFULL 介護

※10 「小児看護におけるケアリングの現在と癒しの環境創造―アクションリサーチを用いて―」筒井真優美
文部科学省科学研究費補助金（基盤研究（B）研究成果報告書）二〇一一年

※11 「看護学におけるケアリングの現在」筒井真優美著 看護研究 第四四巻二号 二〇一一年 P115-128

6 保健師のケア体験

西村 純子

長年の保健師の経験を持つ筆者が、夫の在宅療養のケアに、専門職として奮闘した記録である。二〇二一年一二月早朝、突然、夫が大量出血で救急車搬送され、その後入退院を繰り返した。新型コロナウィルスのワクチンを二回受けていた夫は、機能低下予防を目的にリハビリ病棟へ入院したが、ほどなく、同室の患者がコロナに感染し、濃厚接触者となった。入院先からの情報がない中で、専門職ゆえに感じた死亡の危機不安の日々を振り返る。

コロナ禍における在宅ケア

高齢化が急速に進む中で、国の医療政策では、入院から在宅の流れがあり、在宅医療の充実が図られてきた。そこでは、「地域包括ケアシステム」の構築を目指している。

筆者はその政策を保健師活動と在宅看護学の教育のなかで実践してきた。退職の十か月後、今度は実際に夫の在宅療養を支えることになり、一年を迎える。この節目に当たり、その経過を振り返ってみたい。

入院前の夫の病歴及び福祉・介護サービス利用状況

入院前の病歴・福祉制度及び介護保険サービス利用を以下に示す。

・夫（八十六歳）　病名＝狭心症・前立腺肥大症

・身体障害者手帳二級＝室内では歩行器と車いすを利用してなんとか自分で移動可

・介護保険「要介護3」・寝たきり度＝B1

・新型コロナワクチン接種歴＝二回目　二〇二一年七月七日接種済み

サービスの利用状況

・デイサービス　週二回／・ショートステイ　年二〜三回不定期
・ヘルパー　週一回三十分／清拭・尿器の清掃・買い物等
・安心ネットワーク　転倒時等で困ったとき、ボタンを押すだけで駆け付け介護
・介護用品レンタル　ベッド・電動尿取機・歩行器等
・障害者福祉　スロープ・車いす等／・名古屋市配食サービス（見守り兼ねる）

入院に至る早朝の出来事

二〇二一年一二月二日午前五時三〇分頃、夫は大腸からの大出血により救急車で緊急入院となった。その様子は以下のようであった。

早朝、隣の部屋で寝ていた私は、かすかな物音に異様さを感じて夫の部屋をのぞいた。

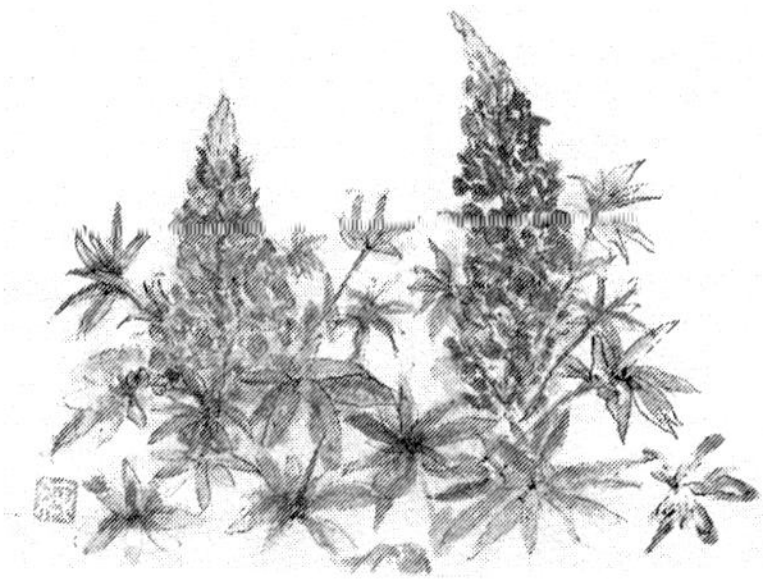

夫は大量に出血した下着を換えようと椅子のそばに立っていた。「どうしたの？」、「いや今日はデイサービスの日だから、血で汚れたので下着を換えようと思って」と冷静だった。痛みはないようで、さほど重大事態とは思っていない様子。私は周りを見渡し、さらにベッドを見ると、大量の出血が……。確認するとマットの下まで血がしみ込んでいる。「これは大変なことだ！」。看護職の目に切り替わった瞬間だった。「ただごとではない」と即座に判断し、救急車を呼ぶ手はずを整えた。なぜか救急隊員のことを考えて、六時近くまで待って電話をした。夫は茫然としながら妻の言うままに救急車に乗せられ、一緒に病院に向かった。その間は三十分程度のことであった。

夫の出血の原因は「大腸憩室出血」で、大量の出血であったため強度の貧血となった。急性期の病院では、しばらく絶食となり、二十四時間の点滴だけの日が続いた。その間、時々発熱したこともあり、退院は翌年の一月五日と、一か月余りを要した。

この時点で筆者は退院させることも考えたが、生活機能が大幅に低下したため、すぐに在宅療養へ移行するには不安があった。そのため頭に浮かんだのが「地域包括ケア病棟」で、六十日以内の規定がある。入院した病院の近くの「地域包括ケア病棟」のある病院に転院し、在宅療養を目指すことにした。

転院早速、関係職種がそろった「ケア会議」が開かれ、妻として参加した。そこでは、夫が少しでも機能回復して退院することを強く希望したのだった。

生活機能レベルの現状

入院している夫の生活機能は確実に低下していることが懸念された。WHOが示すICF[注1]（国際生活機能分類）には、「①健康状態」を含めた六つの機能に分類し評価する指標がある。まず、生活機能として「②心身機能・身体構造」・「③活動」・「④参加」があるが、どれもコロナ禍の制約の中での入院で、しかも「地域包括ケア病棟」には制約が多く、生活機能の低下は否めないだろうと懸念した。

加えて、「⑤環境因子」と「⑥個人因子」との相互作用があるが、生活機能との相互作用により、①の健康状態に影響することが見えてくる。

【注1】ICF International Classification of Functioning, Disability and Health が正式名。

筆者は、在宅看護学でこの六つの指標を使って対象の健康状態をアセスメントすることで、生活全体を評価できるよう指導してきた。

二月二日、ケースワーカー（以下ワーカーという）Y氏との電話相談の結果、夫の生活機能レベルは以下のようであった。

下肢は疾患による歩行障害（身障二級）あり。入院により、全体の筋力低下し、座位保持時間三十分以内と短縮した。車椅子操作に必要な腕の筋力低下、衣服の着脱・歯磨き等の整容動作は介助が多い。排尿・排便の介助を要する。配膳されれば食事摂取は自立であった。

また、入院生活の中で看護師等に要望等は伝えられているが、携帯電話を使って自分から時間を見計らって家族に連絡することは少なくなっており、機能低下が懸念されることであった。

このことから、筆者は少しでも機能が維持できることを願い、リハビリを期待した。


新型コロナの「濃厚接触者」となり、リハビリ訓練中止

新型コロナ（以下コロナという）の感染は、この時期全国的に蔓延して

おり、名古屋市も同様であった。

そのような状況下で、まだ夫が入院する前の秋、筆者は、名古屋市保健師OBとして「新型コロナウイルス感染対策の応援派遣」の協力依頼があり、友人の誘いもあり、後輩への応援の気持ちで二か月に亘り八回ほど従事した経験があった。そこでは、コロナ陽性者に対し、電話で聞き取り「濃厚接触者」の特定や、隔離期間中の人たちの健康チェック・療養相談等が行われていた。

入院して間もなく、コロナの感染が病棟内の患者をはじめ、スタッフにも広がったようで、期待していたリハビリ訓練は中止。再開の見通しは持てず、ずるずるとその状態は続いた。

夫がコロナの「濃厚接触者」になる

二月七日、自宅に病棟管理者から電話あり。夫と同室の患者がコロナに感染しPCR（＋）となった。同室の夫は濃厚接触者に該当するか検討中である、濃厚接触者と判断されれば病院内待機扱いの［退院不可］となると言われた。

状況説明のなかで、病室のどこに移動したか聞くと、「病室は移動していない。四人部屋だがカーテンで仕切っているので部屋は変更していない」との返答だった。

四人部屋の一人が発症すれば、「濃厚接触者」の可能性が高い。それは、カーテンで仕切っていても、隣の人と二メートル以上距離が離れていなければ感染リスクはある。また、隙間があるので完全ではない。さらに、冬場では換気も十分かどうか。マスクを取って四人部屋の病室で食事をすればさらにリスクは高くなる。

このことから、筆者は、「カーテン仕切りだから感染しない」は難しいと考えた。

行政における聞き取り調査の経験から、コロナを発症した場合、コロナ発症二日前を感染日として起算し、感染者を特定しPCR検査とともに隔離し蔓延防止に繋げていた。

以上から、夫は濃厚接触者に違いないと思ったのである。その後病院の情報から、部屋は移動したようだったのでとりあえず安堵した。

その後何回か病棟のコロナ感染状況を聞いたがおさまる気配はなく、「いずれ夫も感染するのではないか。もし感染したら高齢で持病があり、弱っているので会えないまま死亡するとも限らない」と妻として不安になった。

二月九日、夫は更に「濃厚接触者」に該当した。ＰＣＲ検査は二月八日に実施し（－）と判明。

他にも同室者以外にＰＣＲ（＋）が四人いる。夫は、再度ＰＣＲ検査するか検討中と知らされた。

この時点で夫の濃厚接触者の隔離期間を十日間とし二月七日～一六日とされた。

その後も明確な情報がないまま日数が経過し不安だった。

二月一〇日、医師から連絡が入る。「そんなに心配ならすぐに退院してもいいですよ。他の人ですでにむりやり退院した人もいますから」と言われた。

しかし私は退院しますと即答はしなかった。病状が悪化して死亡しても自己責任ということだと思うと躊躇したのだった。また、妻である筆者への感染も危惧された。

現在、病棟全体が他の病棟と隔離状態。今後他に陽性者が出る可能性は否定できない。職員も含めて感染対策を徹底して必要なケアを実施予定だという。夫は本日熱が下がったばかりのため最小限のケアとなるとのことだった。

夫との電話で、病室は午後に移動し北側の窓側となったとのこと。その時、夫は「マスクはつけるようにするよ」と言った。病棟で指導されていると思われた。

コロナ蔓延で揺らぐ退院の可否

すでに、ケアマネージャー（以下ケアマネという）とワーカーとは、連携しながら退院に向けて情報交換していた。

課題は、生活機能の低下であり、寝たきり状態である。車いす移乗には、介助者二人の並行移乗しかできない状況で、従来利用してきたデイサービスは無理のようだった。

ワーカーと連絡した結果、今後病院で一人介助の評価をする予定とのこと。なお、寝たきり状態といっても、そのレベルは細かく分かれている。客観的指標は「障害高齢者の日常生活自立度（寝たきり度）判定基準」で評価されている。筆者は、その基準をイメージしながら、夫の在宅ケアを組み立てていくことにした。

入院中のコロナの接触状況の経過を表1に整理する。

夫はコロナの「濃厚接触者」に何回かなった。患者だけでなく、スタッフにも広がったようで、病棟全体にコロナが蔓延したようであった。そのため、「寝たきり予防・機能回復のためのリハビリ」は中止され、患者が一堂に会した食堂に行くこともなくなった。

この結果、身体機能の回復が見込めず、二月中の退院を内々に希望した。

退院時期の具体的検討

(1) 今後の退院の見通し

コロナの蔓延状況下では、地域包括ケア病棟の機能である「ケア会議」で、家族が出席する機会はなくなった。そのため、家族の意向はケアマネを通して調整していただいた。

筆者はまず、地元T保健センターに「濃厚接触者の待機期間」を確認した。その結果、現在厚生労働省では七日としていること。ただし、病

表1　2月7日～18日の経過の要点整理

日時	経過内容	体温等	特記事項
7日	4人部屋の同室者コロナ感染　夫PCR検査実施	?	濃厚接触者扱い
8日	夫PCR（−）　病室移動で北側へ	36.8℃	病室移動
9日	移動病室にPCR（+）の患者いる	37.9℃	再濃厚接触者
10日	夫PCR再検（−）　病室以外にPCR＋4人いる 10日より陽性者と完全隔離（ワーカーY）	37.1℃	病室移動
11日	Nsより、発熱・食欲低下傾向である旨	38.2℃	
12日	食事6割程度摂取で少なめ	37.6℃	コロナ抗原検査実施（−）
13日	PCR（−）食事量少ない。水分摂取も少ない様子	36.0℃	本人点滴拒否
14日	本人電話で、リハビリ中止となり不安 動かないので空腹感それほどなく食欲ない	—	—
15日	ワーカーより電話　新たなコロナ発生はなし 2/10からPCR＋の患者との接触無	—	濃厚接触で隔離 期間検討中
16日	Nsより電話　食後おう吐・XP異常なし 食事量むらあり　水分少ないので点滴500cc開始	—	コロナ陽性者 発生一詳細不明
17日	Nsより電話　食欲なく半分くらいしか食べず　強い腹痛訴えあり、その後治まる。点滴1000cc その後排便あり治まる。夫本日PCR検査	—	同室2人PCR＋⇒ 病室移動 濃厚接触者扱い
18日	夫PCR（−）　点滴1000cc継続中 主任より電話　濃厚接触隔離期間尋ねるも検討中2月末か ＊病院の隔離期間は10日を目安としている 同室の入院者の接触に限らず、職員も含め陽性者発生すれば『濃厚接触者』扱いになる ＊他の『濃厚接触者』で、期間前に退院している現状あり容認。家族が世話をすることにはなるが、それもありとのこと ＊夫の入院継続。夫に電話：発熱なし	—	更に濃厚接触者 で隔離解除延期

院の判断で十日としていることもある。複数の感染者と接触の場合は長くする場合もあることを確認した。

〈カウント方法〉接触日を〇として七日までとし、翌日を解除日とする。

二月一九日＋七日＝二月二六日で翌日の二月二七日が解除日となる。

（2）退院に向けた準備行動

ケアマネに電話し、感染が頻発しており、このまま入院も不安である。態勢を整え退院する方向で準備調整を依頼する。また治療環境を考え「訪問診療」の情報提供も依頼した。

同時に、夫の内科主治医に面談し、近況報告と、退院について相談した。その結果は次のようであった。

二月二一日　H内科主治医に相談した結果

現状のコロナ蔓延の状況下では、濃厚接触による隔離の意味がなくなっている。在宅でも外出せず、感染対策すれば退院は問題ないのではないか。ただし、点滴の目的が食事摂取不足以外の病気の治療であるかは確認する必要がある。高熱などで受診が必要な場合は、救急車で搬送されるようであれば再入院も可能である。
筆者は、この時点で退院に向けて準備を進めることを内々に決めた。

退院のための情報収集とマネジメント機能を発揮

(1) 主任看護師から情報収集

隔離解除までの注意事項等は以下のようなことだった。
・隔離七日間の場合二月二四日まで、二月二五日解除となる
・リハビリ訓練を中止しているためベッド上の生活で、起こすことがむずかしい
・三、四日は経過観察のこと。一日二回体温測定
・のどの痛みの有無等観察。退院時リクライニング用車いす必要とのことだった。
そして筆者は、事前にEV昇降機一五〇(幅)×一〇三センチメートル(奥行き)で車いす移動が可能か実測しながら準備した。

(2) 入院中の病院主治医から病状確認

電話で病状確認結果、全体に落ち着いている。コロナ接触以降は発熱

なし。二月一五日採血結果貧血の進行なし。食事はあまり摂れていないため低栄養ぎみだが、先週より増えており、当日朝八割摂取している。X - P肺炎なし。「在宅の主治医への情報提供」を予定であった。ワーカーからは、「ケアマネと連絡取れている。来週から在宅サービス利用可」とのことだった。内服薬二週間分を用意する。薬の受け取り・必要経費の支払を要する。

以上から、最終的に退院日は、「コロナ蔓延防止の愛知県の規定」よりも一日早いが、タクシーの空き状況と、かかりつけ医の助言も参考に繰り上げ、二月二四日一〇時三〇分を退院日とした。

在宅療養の一年間の変遷

筆者は、長年名古屋市の保健師として勤務してきたが、昭和五〇年代(一九七五~一九八四)から介護保険法ができるまで、「寝たきり老人対策」として高齢者の訪問指導や高齢者相談窓口専任としても従事した。それは二〇〇〇(平成一二)年の「介護保険制度」開始まで続き、その当時の五年以上の経験のある保健師は、全員ケアマネ試験にも合格した。この経験から、夫をケアすることにはそれほど抵抗はなかった。ただ、仕事と違い、二十四時間ケアする経験は初めてのことで不安はあった。

以下、在宅療養に移行してからの一年を振り返る。

介護保険サービス導入で療養環境を整える

在宅療養のスタート当初は、夫がゆっくりした生活を取り戻し、安心させたいと考えた。

一方、ケアを担う筆者の健康維持も考え、サービスの予定がない日も確保した。

(1) 医療・看護・介護サービスの利用スケジュール

医療的サービスとしては、「訪問診療」と「訪問看護」月各二回、相互に情報交換して情報がいきわたることを期待した。

また、訪問看護のスタッフのうち、PT（理学療法士）を週二回とし、身体機能の回復を目指した。従来から利用していた「ヘルパー」は夫との信頼関係があったので、引き続き利用することにした。また、それ以

表2　サービス利用の週間スケジュール

	日	月	火	水	木	金	土
AM						PT	
PM		訪問診療医師		PT	ヘルパー	訪問看護	

外に「安心ネットワーク」と「福祉用具」の整備をした。

なお、訪問看護の契約では、「二十四時間対応体制・緊急訪問看護・ターミナルケア提供・複数名訪問看護」で契約した。

「訪問看護」には二種類あり、一つは、医療保険におけるもので、今回の「地域包括ケア病棟」に入院した病院もその機能を持っていた。

二つは、「介護保険法」による「居宅サービス」の一つに「訪問看護ステーション」がある。それは、管理者は保健師または看護師で、スタッフとして看護師、PT、OT等[注2]がいて、サービスを提供している。筆者はこの訪問看護ステーションを利用した。

ここで、在宅看護の特徴について少し触れておく。看護の対象は、臨床では患者が中心であるが、在宅では最初から看護の対象は「療養者とその家族」であることが大きく違う。二十四時間毎日ケアしているのは

【注2】OT
Occupational Therapist の略語。国家資格で、厚生労働大臣の免許を受け、作業療法士の名称を用いて医師の指示のもとに、身体または精神の障害のあるものに対し、主としてその応用的動作能力または社会的適応能力の回復を図るために作業を行なわせる。

家族である。このため、家族も含めた看護となる。

加えて、訪問看護師の目的は、毎日世話をしている家族がケアできるようにすることに繋がる。つまり、家族の「セルフケア」への支援に繋がっていくのである。

一方、多職種との連携も同様である。それぞれのサービスを提供する組織が違うため、健康に大きく影響することを意識した「情報共有」が必要になる。特に看護師と医師との医療に関する情報は、法的に「医師の指示書」が基本にある。

以上を前提に、訪問看護は、療養者と家族を対象にし、ＱＯＬ向上を目指している。

また、筆者は自分が地域で孤立しないようにと考え、学区の「シルバー親睦会」に入り、行事に参加するようにし、高齢者同士の交流を図っている。夫をケアするようになってからは、ねぎらいの言葉をかけてもらったり、「介護者の健康も大切」とアドバイスをいただくことも多い。介護体験された方も少なくなく、それは実感がこもっていて参考になっている。

（2）福祉用具貸与で環境整備

寝たきり状態になった夫の在宅療養にあたり、部屋の環境整備を行った。また、介護者の介護負担軽減にも配慮した。その種類と活用は表3のとおりである。

表3　福祉用具貸与の種類と活用法

1. リクライニング車いす：外出時寝たままで移動可
2. 玄関用スロープ：外出時の車いす移動時の段差解消
3. エアマット：褥瘡予防
4. ベットサイドテーブル：ものを置く・食事用テーブルとして夫婦で活用
5. ナーセントパット：布張りで床ずれ防止の体位変換器・大小三角形で3個
6. イージスライドシート：布製の袋を体の下に滑り入れることで移動が楽
7. イージングライド：移乗間との橋渡し。ポリエチレン製で固くて滑るため楽

＊このうち、No. 5は夫の体になじまず返品した。

（3）退院一か月後尿閉から膀胱留置カテーテル装着

夫は入院中から紙おむつを使い排泄する状況だったが、ある日おむつが全く濡れていないことに気づき、膀胱あたりが少し緊満しているように見えた。夜まで様子を見たが排尿はなく、異常だと確信した。内科の主治医の元へ、リクライニングの車いすに一人で乗せて受診させた。その結果、とりあえず一晩内服薬を処方され様子を見ることになった。

しかし、翌朝も排尿がないため「医師の紹介状」をもらい、介護タクシーで病院の泌尿器科に受診した。事前予約できなかったため、待ち時間とタクシーのお迎えと合わせると二時間以上を要し、夫婦ともに疲弊した。

診察の結果、「前立腺肥大症による尿閉」と診断され、バルンカテーテルで一週間経過をみて再受診したが改善見られず、以後「尿管留置カテーテル」を装着することになった。

今後は、主治医の指示のもと、訪問看護師が主に定期的にバルン交換をすることになった。

実際にカテーテルが入ると、毎日決まった時間帯に尿量の測定と混濁の有無、体温測定などの「バイタルサイン」は欠かせない。特に一日の水分摂取量は意識して管理が必要になった。また、毎日必ず陰部洗浄し、体位変換時、管が引っ張られる等を気にかけたりと、神経を使うようになった。

これら一連のケアは、特に医療職からの指導があったわけではなかった。筆者が、看護職の心得として必要性を感じ、メモノートに記述し、経過を報告することが役立っている。

これまでに、たびたび尿管が詰まるトラブルや、「尿路感染症」が発症した。土・日や夜間の発症が多く「訪問看護師の二十四時間契約」は本当に安心と強く実感している。

（4）湿疹悪化で治療開始後「訪問入浴サービス」追加

名古屋の真夏の暑さは厳しく、夫は寝返りできないこともあり、背中全体と顔に湿疹が広がった。冷房を使っても、湿疹の治療改善は難しかった。訪問診療で皮膚科の専門医を置いているところは少なく、当訪問診療所でも当初該当医はいなかった。そのため、紹介状を持って近医の皮膚科クリニックに受診したり、病院の皮膚科専門医に受診し、多大な労力がかかった。湿疹は現在も一進一退で治療継続中である。

その時、皮膚科の医師に、「訪問入浴サービス」の利用を強く勧められた。確かにお風呂はよいと思うが、清拭《せいしき》を丁寧にすれば足りると思い込み、サービス導入には消極的だった。

医師の勧めの後、筆者は早々に契約し、週二回の入浴サービスを追加した。夫はもともとお風呂好きであったため、「あー気持ちいい、最高だー！」の連発で周りを喜ばせた。まさにＱＯＬの向上であったと振り返る。

一方、入浴サービスを続けてはいたが、利用している「ショート」[注3]は、寝たきりで座位になれない状態では、お風呂には入れず、清拭になってい

【注3】「ショートステイ（以下ショートという）」は、用事あるときのみで不規則に利用。

た。どこか入浴のできるショートはないか困っていた矢先、丁度調剤薬局で、「何かお困りのことはありませんか。ケアマネの資格もあります」と声をかけてくれた薬剤師がいた。思わず、「近隣のショートで寝たきり状態でも入浴できる施設を知りませんか」と声をかけ情報を得た。

早々ケアマネを通して新たに老人ホームのショートを契約した。筆者は、これを契機に、安心して定期的にショートを利用するようになった。それは介護者の休養や、自分の時間の確保に繋がったと実感する。

専門誌で確認すると、ショートの利用の目的は、「介護者の病気や旅行など、介護ができない時、施設で一時的に介護サービスの提供が行われること」と説明されている。これは、介護保険法ができ、介護の社会化が図られ、介護者の病気などのやむを得ない理由だけでなく、楽しみとしての旅行や、休養としての利用など、幅広く利用できるようになっていてありがたい。

筆者は、現在月二回程度安心して入浴もできるショートを、二泊三日・一泊二日を組み合せて、定期的に利用しているが、現状は空きが少なく、希望日に必ずしも予約できないのが課題である。

（5）「要介護度区分変更申請」の結果要介護4に変更

ちょうど退院して六か月を過ぎた頃、ショートの定期的利用と、新たな「入浴サービス」を追加すると、要介護3では介護保険サービスの「区分支給限度基準」を超える可能性があると予測した。その根拠は、「介護認定審査委員」となって学んだことから予測できた。

その後ケアマネに相談し、区分変更申請を依頼したが、結果は予測どおり要介護4と認定され安堵した。

筆者は、多少単位数が増え経費も増えるが、夫が少しでも快適に、そして妻の健康維持を図ることで在宅療養を継続できると考えた。

サービスを利用したケアで夫の終末期を安らかに

筆者は七十歳の定年を機に仕事を辞め、その後は自由にのんびり過ごすつもりであったが、その間わずか八か月で夫が入院し、その後在宅療養となった。筆者ひとりで夫の在宅療養を支えることに多少の不安はあった。しかし、入院前のケアマネやヘルパーは変わらなかったため、何とかやれるように思った。

実際にサービスを目の当たりにしてみると、担当者の方たちが、手際よくケアし、夫に対して一人の人間として接してくれている。夫も笑顔で話す姿をみてほほえましく思った。外出できない夫にとって、他人と会話できる機会があることは、生活機能分類の「参加」の意味があると気がついた。夫婦二人の生活にはない良い刺激になっていると感じている。夫の笑顔や会話の様子をみて筆者は「夫はまだ大丈夫！」と思えた。ケアしてくれる専門職は皆、プロ意識を持って接してくれて快い。訪問看護師さんも同様である。確かな技術と指導に自然に納得し、安心に繋がっている。このことから、「在宅療養は確かに家族も含めケアされている」と実感するのである。

そして、何とか筆者の健康維持が可能な限りは、夫のそばに寄り添って終末期を安らかに過ごせるようにしたいと思えるのである。

以下に、ある日の終末期を意識した、夫婦の会話の一場面を紹介する。

筆者　退院して一年が経つけど、在宅療養に不安なことはないかしら？

夫　そりゃあ家が最高さ。住み慣れた家で、すべてをわかっている妻と暮らせることは一番だよ。ショートステイだと、建物も慣れないところに加え、ケアする人とも慣れていない。突然部屋に入って来られるのも落ち着かないことだ。安心してゆっくり過ごせるところとは言えないなあ。

転院も含めて病院に二か月半入院した経験から、夫が病状不安定な時はなおさらのこと、病状がどんな状態なのか様子がわからないことに不安がつのった。

加えて、コロナ蔓延の状況下では、「濃厚接触者」としての扱いが少なくとも二回あった。感染した場合は死亡もあり得ると考えると、それも大きな不安の要素であった。

筆者　介護する私が病気になったら、在宅療養の継続は難しくなるわよ。特に重篤な病状となれば、あなたを介護できなくなる。その時はどうする？

夫　その時は施設に入るしかない。

筆者　在宅だとあなたが、もしかして夜間急変して翌朝に死亡している場合があるかもしれないよ。

夫　それは仕方がないよ。

退院した初期の頃は、夫が夜寝た後に、筆者は目を覚ますたびに、隣の寝室に行って息をしているのか覗きに行った。その後、自分の睡眠を確保しなければ体調を壊すことを危惧して割り切ることにした。

筆者　私が疲れてぐっすり寝込んでしまって、あなたが朝息をしていないことを見つけたら、私のことを恨むかしら。

夫　それは仕方がない。寿命だ。

高齢者なので、それもありうることとお互いに理解できた。

夫　でも苦しそうな声が聞こえたら覗いてほしいね。

筆者　もちろんそうするわ。

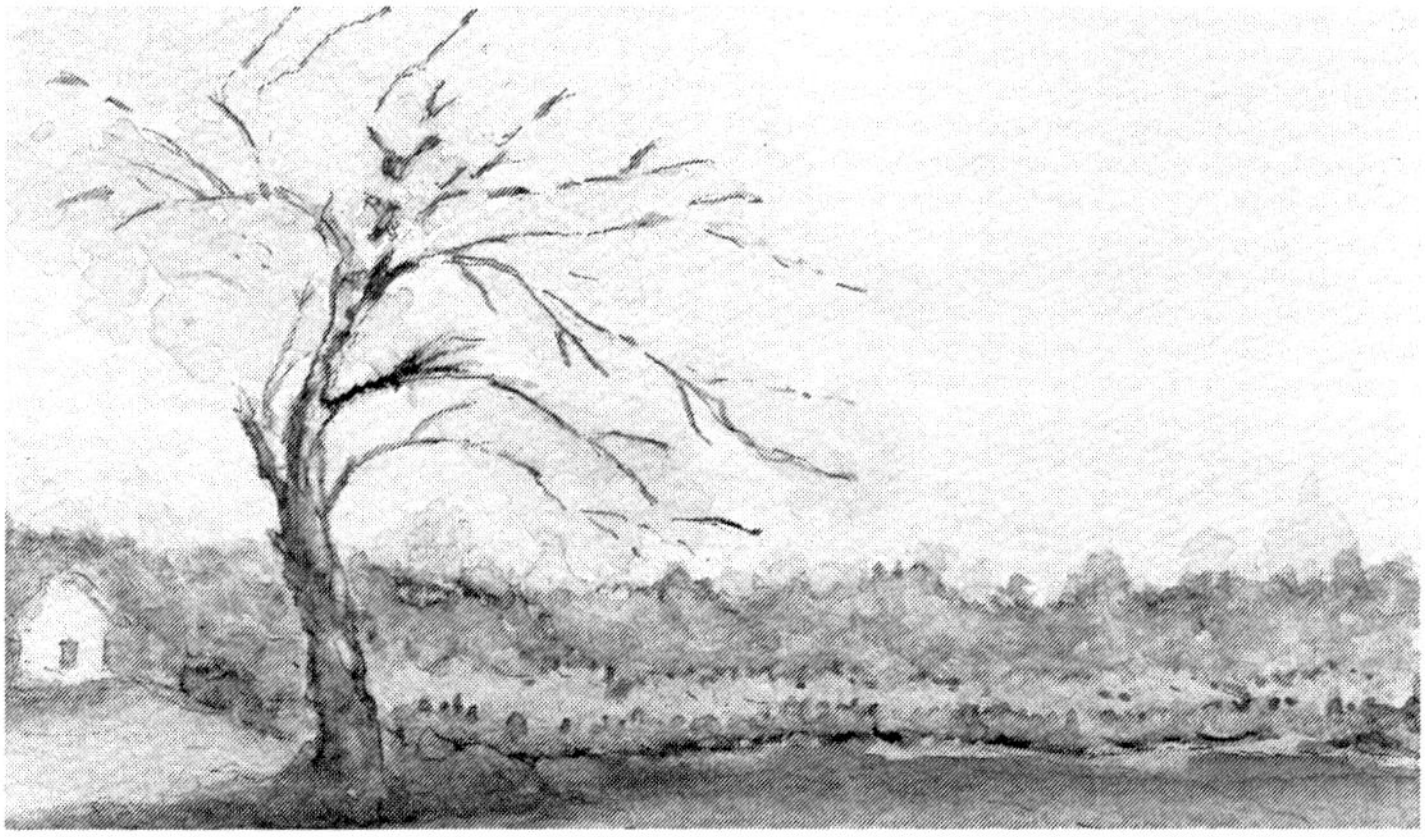

夫の終活を具体的に見据える

トラブルの予測と回避により、介護サービス利用で療養生活が安定してきた。

年が明け、契約していた葬儀社のチラシが入り、その後見学の案内があった。筆者は、夫の終活を考える良い機会ととらえ、具体的な葬儀場の情報収集をすることにした。そして、近くに住む娘を誘い、葬儀までの手順や、葬儀会場・仮眠できる部屋等を見学した。

急なことであれば多分一人では混乱し、動けないことが想定できる。これで少し安堵した。

ある日、夫の荷物整理をしていた

時、偶然夫が用意した未開封の「尊厳死の宣言書」が見つかった。一瞬驚いたが、夫の意向が明確になって安心した。

その日から筆者は、夫の荷物を整理しながら時々思い出の写真を飾ったり、夫が大切に育ててきた花を手入れして写真を撮って見せたりして、元気だった頃の思い出話を意識してするようにして過ごしている。

終わりに

最初の大腸出血で救急車に乗って入院した時のことが思い出される。今はなんと穏やかな日々かと思う。

「地域包括ケア病棟」では、コロナ禍にあっては、さらに機能低下してしまったことはとても悔やまれた。しかし、それも運命と飲み込んで夫を支えて一年が過ぎた。

娘たちは筆者の健康を心配して時々訪ねてくれる。退院直後に実家を訪ねてアドバイスをくれたのはＯＴ（作業療法士）の資格を持つ長女だった。また、近くに住む次女は「困ったらいつでも連絡して」と言い、二週間に一回くらいは買い物に同行してくれている。そして必ず夫のそばにゆっくり座って話を聞いてくれたり、筆者の健康を気遣ってくれる。ゆったりした時間を過ごすことで二人とも気持ちが楽になる。

これからも保健師の経験を活かしながら、制度を活用して、住み慣れた自宅で夫を看取りたいと改めて考えている。

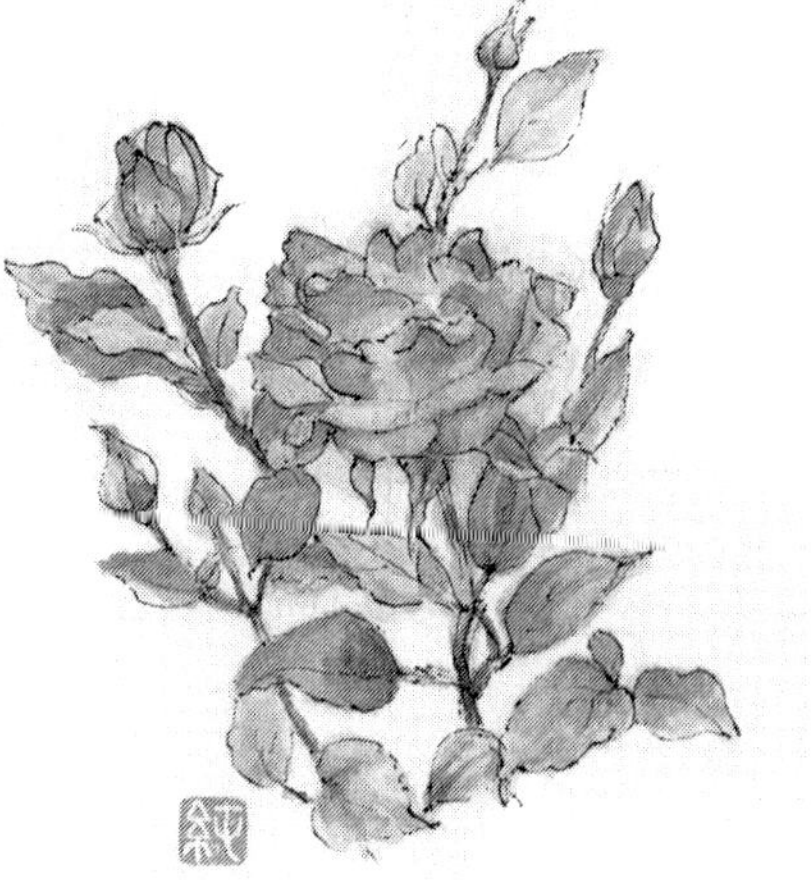

〔参考文献〕

『ＩＣＦの理解と活用　人が「生きること」「生きることの困難（障害）」をどうとらえるか」上田敏著　きょうされん　二〇〇五年
『新版　保健師業務要覧　第四版二〇二〇年版』井伊久美子ほか編　日本看護協会出版会　二〇一九年
『在宅におけるエンドオブライフ・ケア　看護職が知っておくべき基礎知識』島内節／内田陽子編著　ミネルヴァ書房　二〇一五年
『看護とはどんな仕事か　7人のトップ・ランナーたち』久常節子編　勁草書房　二〇〇四年
『国民衛生の動向二〇二一／二〇二二』一般財団法人厚生労働統計協会　二〇二一年

7 ケアを受ける人とケアをする人の尊厳

栃本 千鶴

終末ケアは、ケアを受ける人にとっても、ケアを施す人にとっても大切である。たとえケアされる人の意識がなくなっても人間らしく扱ってほしいとは誰しも求めることであろう。両親のケアをした体験から、筆者は、ケアを受ける人の意思を尊重しながらケアすることの未来を考える。

母親の終末期から

母親は一九八〇年、六十二歳で死亡した。その一年前にN市民病院で進行性胃がんと診断され、即開腹手術が行われたが、腹部大動脈に腫瘍が癒着しており摘出はできなかった。その後一年間の入退院を繰り返した。広島県にいた筆者は、低学年の子ども二人が夏休みに入るとすぐ、夫だけを自宅に残し、滋賀県の実家に帰り、姉弟四人が交代で母親のケア体制を整えた。

看護職である筆者は、母親自身がやりたくてもできない身体の清潔を保つことに努めた。陰部の清拭、足浴、口腔ケア、耳の清拭、整髪をした。一番気遣ったのは仙骨部の発赤《ほっせき》を悪化させないように早期からビーズの円座を使用し、清拭、体位交換、マッサージを行った。それが小さな潰瘍になったので、褥瘡《じょくそう》の処置も実施した。しかし、母親の傾眠傾向が強まってくると、褥瘡は更に大きくなり、浸出液や肉芽が出現した。こうなると、褥瘡の処置をするために体を動かすのも酷に思えた。筆者は母親に「体を動かすとしんどいからおむつを換えるだけにするね」と言い、エネルギー消耗を最小限にした。褥瘡が悪化していくのを見守るしかできなかった。

八月八日の朝方付き添っていた弟が気づいたときは息がなかった。前日の夜中まで筆者が昏睡状態の母を看病しており、母親は顔をしかめながら「痛い、痛い」と無意識の中で言い続けていた。その二日前までは、うつらうつらとしながら一方的に話す母親の話にうなずいて聞いていた。

筆者は現在看護教員をしており、その活動の原点は母親が闘病生活の中で教えてくれたことで、生きる力になっている。母親は傾眠状態の中で「子どものことを守る」からと言い、また、高齢の父親が「二階の階段から落ちたから見て来るように」指示をだした。パンパンに腫れあがった下腿を「脚がだるい。さすって」と言い、「さすっているよ」と言っても、「一人ではだめ。みんなで、さすって」と要求した。それを聞いていた母親の妹は「そんなわがままを言うシーさん（母の愛称）ではない」と、また「初めてこんなことを言うシーさんをみた」とも言っていた。

その頃、母親は何度も投げかけてきた言葉があり、筆者はそれを聞いておろおろしてしまい、胃痛で悩まされた。母親が言うには「近所の知り合いは、胃の手術をして良くなって退院する」、「胃痛もなくなってすっきりしたと挨拶に来た」、「シーさんは何で治らんの」などと言われると。「みんなでがんを隠しているのではないか」と詰め寄ってくる。十五歳年上のしっかりした父親から告知しないことを告げられているため、「少しずつ良くなってくるよ」とうそも方便で言い通した。

しかし、ナイチンゲールは、「どうしようもない安易な希望ほど苦痛なものは他にない」という。[※1] 筆者は、母親の苦痛にそのまま同調してしまい、安易な希望しか投げかけられなかったことが悔やまれる。限られた時間の中で一方的にも母親に楽しい思い出話をし、見送ってあげたかったと思う。病室に置いてあった大きなメロンを食べたいと言っていたのに、「良くなったら食べよう」などと気を持たせたままにしてしまったのが悔やまれる。なぜ、ガーゼか綿棒にメロンの果汁を浸して母親の口元に持っていってあげられなかったのか。アーサー・クラインマン[※2]がいう「亡くなるまでの自然なケア」ができず、筆者は介

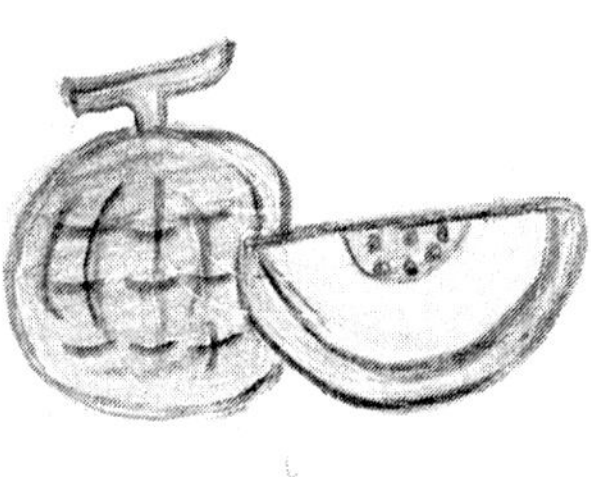

護疲れで身体症状が出現し、ＢＭＩ[注1]（肥満度）は17となり、激やせをした。

ケアを受ける人の尊厳と家族の葛藤

日本では江戸末期から国際社会に仲間入りしたが、権力争いの中で「人間の尊厳」の維持は難しかった。日本国憲法の十三条に「すべて国民は、個人として尊重される」と規定され、更に九十七条に「現在及び将来の国民に対し、侵すことのできない永久の権利として信託されたものである」と宣言している。しかし、日本国憲法はマッカーサー素案を受け入れて作成されたものであり、国民への十分な浸透に温度差がみられる。今日「人間の尊厳」について哲学などで研究されているが、人権とは、人が人格自律の存在として、自己主張できる、生まれながらの権利としての道徳権利であり、「自然権」であると法的に解釈されている。よって国家機関に対しその擁護を法的に義務付けており、憲法十二条・九十七条でその永久不可侵性について規定している。[※3]日本国憲法解釈においても人間の尊厳は、自己主張ができる道徳権としてである。母親が

【注1】ＢＭＩ（Body Mass Index）はボディマス指数と呼ばれ、体重と身長から算出される肥満度を表す体格指数である。適正体重（kg）／身長（m）×身長（m）＝22。日本肥満学会の判定基準では、18・5以上から24・9未満を「標準」と分類している。

終末期に自己主張できていたかを考える。

筆者は、母親の訴えに耳を傾け、「さすって」と言われれば、「楽になった?」と語りかけながら手を動かした。また「痛い」というわめきに「痛いね、お医者さんに言って、楽にしてもらおうね」と答えた。亡くなる一週間前くらいから「麻薬を増やしていいですか」と主治医に言われ、うなずいた。しかし「がんではないか」という母親の問いに対し、それに答えず、うそをついたことになる。大事な母親にうそをついていることは辛かった。母親は自分の体の状況について知る権利があった。しかし家族は、事実を告げたら、気の弱い母親ががっくりし、そのまま死んでしまうのではないかという恐怖があった。今、母親の尊厳を考えると き、一生で一番大事な病名を知らせなかったことは母親の尊厳を無視したことになる。なぜ、あの時、母親に病名を告げるようにし、母親の気持ちを支えられなかったのかと心にひっかかるものがある。

今から約四十年前のことで、がんの告知も一部にしかされていなかった。高齢の父親は母親の病状に一喜一憂し、母親のケアと同様に父親の支えも必要であった。そのため、一年間入退院を繰り返した要因として、父親の動揺の安定化のため、入院することもあった。母親の食欲がないことで、実家で泊まり込みのケアをしていた妹の食事の作り方が悪い等と父親が暴言を吐くため、筆者に妹からの苦情が多かった。父親は元教員でもあり、常識を十分備えた人であったが、母親の病状悪化で「怒りっぽく」「涙もろく」なり、周りへの要求が高くなった。そんな父親が告知しないというと、主治医は家族の要望を重視し、また子どもは父親の顔を見て出過ぎた発言はできなかった。

アドバンス・ケア・プランニング

母親の死亡後十年経過した一九九〇年代後半、エンド・オブ・ライフケア（end of life care）という用語が欧米で提唱され始めた。それまでは、「終末ケア」「ターミナルケア」「緩和ケア」という用語が使われていた。その後、厚生労働省は、※4「人生の最終段階における医療・ケアの決定プロセスに関するガイドライン（改定版）」を出し、エンド・オブ・ライフケアにＡＣＰ注2の考えを取り入れた指針を出した。ＡＣＰの考えは、

【注2】ＡＣＰ（Advance Care Planning）とは、将来の医療及びケアについて、患者を主体に、その家族や親しい人、医療・ケアチームが、繰り返し話し合いを行い、患者の意思決定を支援するプロセスをいう。患者の人生観や価値観、希望に沿った、将来の医療及びケアを具体化することが目標である。

人生の最終段階において療養者と家族や医療・ケア提供者との話し合うプロセス（人生会議）を重視することである。また、エンド・オブ・ライフケアにはアドバンス・ディレクティブ（AD：advance directive）も含まれている。[※5]ＡＤについては、一九七六年、日本尊厳死協会（LW：living will）が設立され、「健やかに生き、安らかな最期を」の思いで、「終末期医療を自分で選択する権利を守るための活動」をしている。会員（意思決定能力が低下した場合は代理決定者）は事前に終末期医療を選択した「事前指示書」を記述しておき、必要時にその指示書を提出し、自分の最後の医療を決定する。

日本尊厳死協会発足四十三年後の会員は約十一万人いる（二〇一八年一二月現在）がまだ日本では法制化されていない。[※6]ＬＷでも、早くから話し合って事前指示書を作成し、話し合い（ＡＣＰ）の中で安らかな最期の死を迎える方策の普及を行っている。筆者は二〇〇八年からＬＷの終身会員である。母親のように病名を教えてもらえず、苦しみながら不安の中で最後を終えたくないと思い、夫と一緒にＬＷの終身会員となった。

父親の終末期から

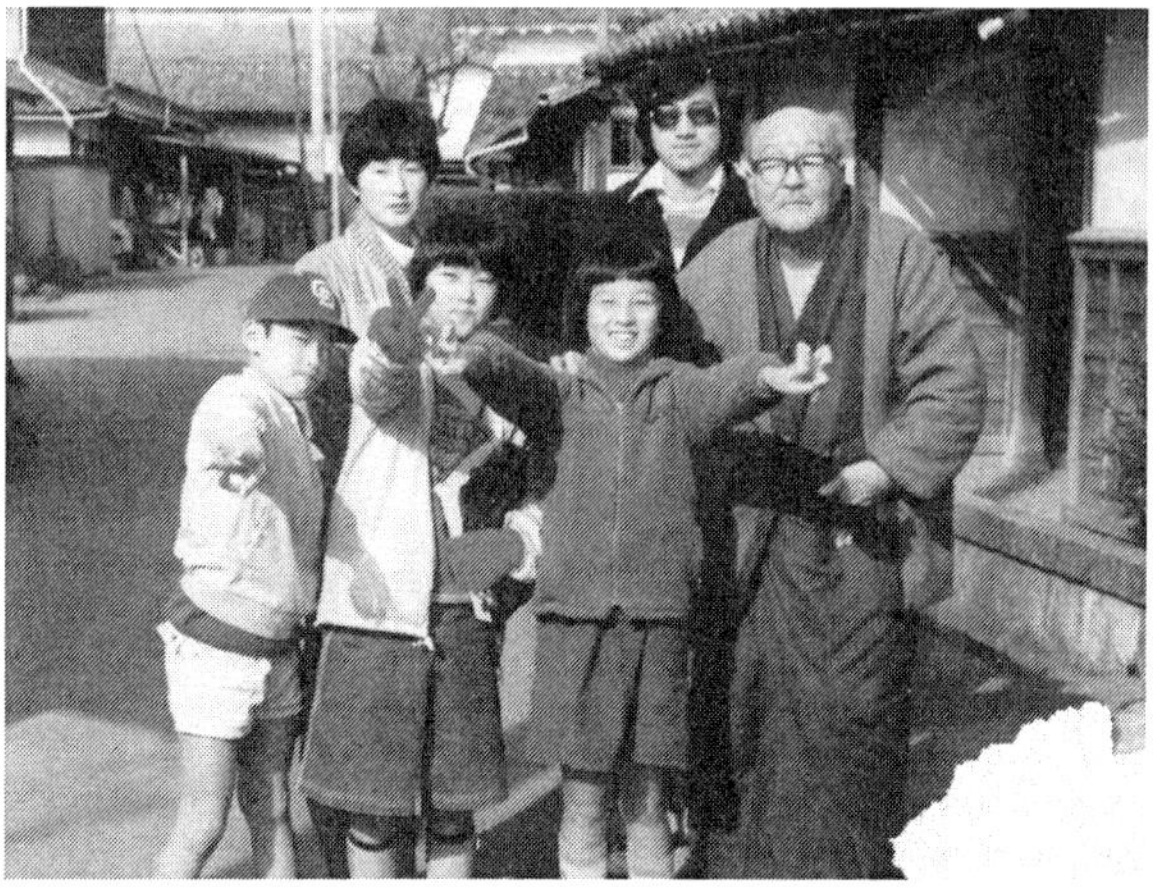

▲著者（中央）とその父（右）

父親は母親の死後二年後に心筋梗塞で十日間ＩＣＵ（Intensive Care Unit）に入り、息を引き取った。気丈な父親は母親のがん発生時から、「自分は心臓でコロッと逝く。その分母親の看病を頼む」と筆者ら子どもに言っていた。高血圧と狭心症の薬を服用していたが、元気に独居生活をしていた。亡くなる半年前の正月に実家の前で撮影した家族写真が筆者宅に飾ってある。しかし、本人の言っていた通り心臓でコロッと逝ってしまった。自宅で父親は胸が苦しくなり、救急車を自分で呼び、緊急入院をした。父親は道中意識がなくなり、失禁もあったようだが、ＩＣＵに入り、気管切開術と輸血治療で意識を回復し、落ち着いてきた。筆者は、一旦職場に帰り、自宅でのリハビリも考えないと、と思っていた矢先、妹から下血が持続し、病状悪化の知らせがきた。糖尿病教室の健康教育を済ませ、名古屋から滋賀のＮ市民病院に直行し、父親に付き添った。その日の夕方から翌日の朝まで父親と筆談で会話をした。

ＩＣＵには、ＥＫＧ（心電図）のモニターがあり、輸血の滴下される音が聞こえるような静けさの中で父親は臥床していた。ガラス張り壁からナースステーションの様子が見えた。酸素マスクは装着されておらず、父親は胸をさすり、顔をしかめながら苦しそうであった。下血は何回か続き、その度におむつを取り替えた。看護師さんに「苦しいと言っています」と訴えたが、「主治医に報告した」との返事だった。その間「えらいいね（しんどいね）」「お医者さんが来てくれるからね」と父親と口頭と筆談で会話をした。父親は「もうあかん」「えらい」と言った。その間明け方まで長いようで短かった。一瞬、輸血しても下血してしまう状況を見ながら、筆者は献血者や輸血を待っている方々に申し訳ないと思った。そして父親に寿命が来たことを悟った。

父親もわかっていたと思う。筆談で「家の塀はどうなっている」と聞いてきた。塀を垣根からコンクリートへの改修工事をしていた。今も県道との境にコンクリートに囲まれた実家がある。最後の筆談はマジックを持ちあげたまま「……」口の形で「〇〇〇〇〇」とジーっと著者の目を見つめたまま繰り返した。「マジックを置こうか」と言ったとたん、マジックが床にポトンと落下した。その後もジーッと目を見つめて口で「〇〇〇〇〇」を繰り返した。ペンライトで瞳孔反射が消失していることを確認した。筆者は「わかった」と返事を繰り返した。看護師に連絡し、主治医が朝六時頃見えて死亡診断がでた。

その後も父親の「〇〇〇〇〇」の口の形が何であったかは不明であるが、筆者より九歳下の長男の名前を言い、「たのむ」と言い続けた。父親は最後まで筆者に語り、それを受け止めたことでお互いに交流ができ、それが今も生きるプロセスに根付いている。

両親から教わったこと

親と子の気持ち

母親が発病し、ケアが必要になったとき、遠く離れていた筆者は父親に、少しでもケアする人を雇うことを提案した。しかし、父親は「親を見ない子どもがどこにあるか」と一喝した。幼少の頃より女性も教育・仕事が大事だと教えられ育ったが、父親は、「母親のケアは女性たちでするのが当然」という。筆者は、大学を卒業したばかりの県内にいる弟について父親に言及したところ、「仕事がある」と言った。筆者は当時広島にいて小学校一、二年生の子どもがおり、夫もいるし、仕事もあった。父親は、「女性も男性と同様にこれからは仕事が大事である」と日頃言っていたことと違うと内心思ったが、心に止めた。

がん末期で長くない母親のケアを考えて、筆者は子どもが夏休みになると仕事をやめケア中心にした。四人姉弟でケア体制を組んだ。母親は長男が朝方うつらうつらとしている間に息を止めた。父親は筆者と対話しながら朝方亡くなった。両親は共に子どもに見守られ、そして子どもは背筋が寒くなる冷感を感じながら見送ることができた。

父親と母親には年齢差があり、父親の後に母親が亡くなると思っていたが、逆だった。地震等の天災も不意打ちで恐ろしいが、日常性においても計画通りに行かないことと、また親がケアを子どもに、それも女性に求めることを悟った。

父親とACP

厚生労働省でACPが唱えられた二〇一八年より前の一九八三年に父親は八十一歳で亡くなった。筆者は父親の四十六歳の子であり、物心がついた頃より、父親をクリティカルに見てきた。父親は母親の死後、「これからの生活をどうしたらいいか」と問いかけた。「名古屋へ来るか」と応えたが、「そんなところへ行けるか」と言い、田舎での独居生活を続けた。

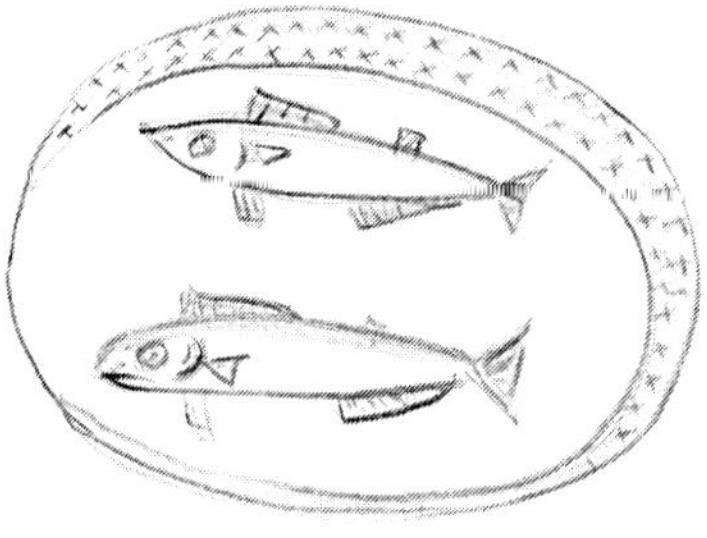

父親は十五歳から親元を離れ、師範学校に行き、一通りの生活力があることを自慢していた。筆者が実家にいた頃、草野川で鮎釣りをし、西洋皿一杯の鮎の天ぷらを料理して食べさせてくれた。また家の庭の池にいる鯉を取って、刺身や鯉汁を作ってくれたので、やれば料理も掃除もできる父親だと思っていた。たまに覗くと、近所の方が「おひたし」をもってきてくれると喜んでいた。父親からは掃除に来てほしい等、一度も要求してこなかった。こちらも育児と仕事に追われており、行事のある時にしか顔を出さなかった。

今思うと、名古屋と滋賀は近く、週末でも顔を見に行っていたら、父親との時間も多く過ごせたと心をよぎる。父親は我が家族が元気でやっていることを喜んでいてくれた。実家に行くと弟に炭の火をおこさせ、座敷で地元の馬肉のすき焼きをふるまうのが定番メニューであった。筆者の子どもたちは広い部屋や自然の中で走り回って喜んでいた。長女が幼い頃コップ三分の二の水を入れろと言われ、そこで父親から算数を教わったことを周りに自慢していた。長女が八か月の頃、筆者の仕事の都合で半年ほど実家に預けたことがあった。その時、長女を背負いひもでおんぶしてくれていた父親の姿も忘れられない。亡くなる前は家の塀のことを心配し、長男のことを筆者に頼みながら亡くなった。父親は自己主張ができ、それを筆者が受け止めたことで、父親に対して尊厳をもってケアができたのではないかと思う。

今、ＡＣＰの考え方が周りに広がり、団塊の世代も口にするようになった。筆者はケアを受ける人、ケアをする人を考えるとき、ＡＣＰは理論だけが走るのではなく、その方々の人生そのものの積み重ねの体験の中でＡＣＰを考えることができると思う。それを教えてくれた父親に感謝し、専門職としての役割を果たしたい。

〔引用文献〕

※1 『看護覚え書き　本当の看護とそうでない看護』フロレンス・ナイチンゲール著／小玉香津子・尾田葉子訳　日本看護協会出版会　二〇〇四年　P176‐179
※2 『ケアをすることの意味―病む人とともに在ることの心理学と医療人類学』皆藤章編・監訳／アーサー・クラインマン／江口重幸／皆藤章著　誠信書房　二〇一五年　P22‐23
※3 『現代法律学講座5　憲法（新版）』佐藤幸治　青林書店　一九九三年　P48‐49
※4 厚生労働省（二〇一八）平成二九年度　人生の最終段階における医療に関する意識調査
www.mhlw.go.jp/toukei/list/saisyuiryou.html
※5 「在宅看護とエンド・オブ・ライフケア」濱吉美穂／在宅看護論／河野あゆみ編　メヂカルフレンド社　二〇一九年　P157‐160
※6 『日本尊厳死協会の最後の望みをかなえるリビングウイルノート』日本尊厳死協会　ブックマン社　二〇一九年　P102‐103

8 看護職がケアするとは

栃本 千鶴

ナイチンゲールは看護職が「病気の看護（ケア）でなく、病人の看護（ケア）」ができるための看護教育の重要性を伝えた。本書の事例提供者は全員看護職であり、ナイチンゲールのいうケア教育を受けた。そして身近な人へのケアにどのように立ち向かったか、そしてまた現在・未来に立ち向かっているかを投げかけ、読者の意見やフィードバックを問う。

身近なケア体験によるケアリング

ケアリングとは、柿原が五章で述べているように、まだ概念の定義はない。ケアリングの先駆者ミルトン・メイヤロフ（Milton Mayeroff）はケアリングの語を初めて使用した哲学者であった。メイヤロフは「場の中にいること」をケアリング論のキー概念にしている。※1 筆者らの身近なケア体験からメイヤロフのケアリングの本質に近づけたらと考えた。

筆者は、子どもの頃から「不孝者は親の死に目にあえない」「夜爪を切ると親の死に目にあえない」等と聞かされてきた。決して親孝行であるとは思えず、高校卒業後、実家から離れた。夫の転勤で引っ越しが多く、段ボールに詰めたアルバムや子どもの日記帳などが密封のまま移動し、今も納戸に入れっぱなしである。そのために内心、母親と父親の死に目に濃厚にケアすることができたことは不思議であり、喜びでもある。

筆者が三十三歳のときに「チーちゃん」の厄《やく》を貰ったと病床の母親に言われ、慌てて広島の神社で厄払いをしてもらった。母親の死後、「痛い、痛い」と言っていた母の痛みが筆者の胃痛となり、がんセンターで胃の検査をし、「異常なし」と診断されても数か月間痛みは持続した。「大丈夫だから」と自身に言い聞かせていたら、胃痛は消失した。更に二年後に死に近い父親の傍にいて、対話を続けながら見送るケアの体験をした。

メイヤロフは「ケアしていることは生きることそのものである」と主張し、「その人が新しいことを学びうる力をもつところまで学ぶ」成長を意味するという。※2

両親の終末のケアをすることで、その場で真剣に向き合い、両親の訴えに耳を傾け、今筆者に何ができるか、くい止められない死へのサポートに向き合った。その過程の中で、悔いの残ることやケア体制等自分事として考えさせられたことが多かった。その体験は対象が変わっても筆者の中に残っており、今後のケアリングに活かせる信念のようなものが根付いた。

緊急時の対応への判断

看護職はケアの知識があるので、とっさに判断ができる。ベナー※3は、急変時の効果的な対応の中で、最高の計画を立てていても、対処しきれない患者の緊急事態はたびたび生じるとし、「医師が来るまでの間、ナース（看護職）が事態を管理しなければならない」という。またそのナースは「ジェネラリストとして機能」し、専門家たちを調整し、事態の全体を見渡すことができる役割を指摘している。

三章、四章、五章、六章のケアをする人は看護師職や保健師職であり、対象は家族や親族であった。対象者のバックグランドを知り尽くし、ケア状況の全体図を見渡せる「ジェネラリストとして機能」を発揮していた。対象者の状態変化を人間として察知し、社会資源の活用も批判的に確認し、サービスを変更利用することもあった。そしてどんな緊急時でもケアをする人はケアを受ける人とともに自宅にいる感覚でケアをしていたといえる。

筆者の母親は最後まで痛みを訴え、褥瘡が急激に悪化拡大した。父親は胸の苦しみを訴え、輸血の滴下と同時に下血が起こった。母親と父親の状況は入院中の緊急時のことであったが、筆者にとっては、療養場所がどこであろうと関係なく、心は穏やかでなかった。医師が来るまでケアをする人として、母親や父親に話しかけながら必死でその場の処置と

【注1】感染症は、「感染症の予防及び感染症の患者に対する医療に関する法律」において

体をさすり続けた。

新型コロナ禍でのケア

二〇二〇年一月から日本で感染拡大した新型コロナウイルスは、二〇二三年五月に感染症5類[注1]となり、インフルエンザと同様の扱いとなった。しかし、厚生労働省[※4]は、新型コロナウイルス感染症後の重症化リスクを考え、今後も高齢者・基礎疾患のある者や医療従事者への感染症対策続行の対処方針を示している。ウイルス研究の第一人者である山内[※5]によると、ウイルスは一九世紀末初めて発見されて以来、死んでも生き返るという。また人間はウイルスに囲まれ、ウイルスとともに生きているという。コロナウイルスが絶滅しない限り、感染しやすい高齢者等への厚生労働省の感染症対策は当然といえよう。

新型コロナウイルス発症後のケアにおいて、病院や施設では「対面での面会禁止」による対話の欠如や在宅では施設利用の禁止や地域活動制限による社会との切断が問題になった。六章の事例では、緊急入院がきっ

1類から5類、新型インフルエンザ等感染症、指定感染症、新感染症八つに分類し、各分類に対象となる疾病等を決めている。それにより、実施できる措置等の位置づけが決定されている。新型コロナウイルス感染症はこれまで新型インフルエンザ等感染症（2類相当）と位置づけていたが、二〇二三年五月八日から「5類感染症」となり、季節性インフルエンザ等と同等に分類された。感染力や重症性に基づく総合的な観点から危険性が最も低いとされた。

かけになり入院したものの、コロナ禍でその後のリハビリも受けられず、本人の介護度が要介護2から要介護4に低下した。それにより入院前は自宅の室内で車いす移動ができていたが、退院時にはベッド上の生活となった。六章の著者西村は、「入院先からの詳しい情報がないことや介護保険での家族も入れてのサービス担当者会議も開かれず、また退院調整会議もなく、在宅でのケアを試行錯誤した」といった。そして更に「退院時の情報提供には何も得るものが記載されていなかった。ひどいと思わない？」と筆者に語った。保健師の体験を生かして夫のケアをしているなかでの一番のイライラ感は、医師や看護師の医療技術ではなく、対話の欠如にあると思われる。

医療従事者側にとっては、感染拡大の防止と人員不足の中で医療が行われているため、患者や家族のケアに時間がかけられないということであろう。しかし、アーサー・クラインマン※6は、十分の診察の中で患者が医師に伝える時間は十九秒しかない注2ところで、患者のケアはできないという。コロナ禍での医療やケアは非日常であったが、新型コロナウイルスの絶滅がない限り新たな変異が出現することも十分にある。この体験

【注2】アーサー・クラインマンは米国のある研究で「診察の十分間の中で患者に与えられている時間は十九秒しかない」という結果を例に取り上げた。特に慢性疾患の患者のケアの電子カルテや紙カルテの量は多く十分はかかってしまい、十九秒しかない時間で、患者を最も悩ませているのが何かを訊くところまでいかないのが一番の問題であるという。

を生かし、日頃からナイチンゲールのいう看護教育経験と探求による学習が必要になろう。[※7]

ケアを受ける人の未来への願望

この書では筆者の事例をもとに昭和三〇年代初めの祖母の事例、そして昭和五〇年代の両親の終末期の様子、更に二〇〇〇年の介護保険施行から二十三年目のサービスの状況を看護師の家族等の事例を通して記した。ケアの社会化が実現し、ケアを受ける人とケアをする人は選択によりサービスを受けることができるようになり、一章のような褥瘡が放置されることはまずなくなった。その結果、最後まで環境を整え、浸出液や発熱等の出現を防止することでナイチンゲールのいうエネルギーの消耗を少なくしたケアができるようになった。そして、わが国の誰もが、介護保険制度により尊重したケアが受けられるようになったことは望ましいことである。

しかし一方、医療技術の進歩や少子高齢化社会において、今後の資本主義経済のわが国で、ケアを受ける人はどのように尊厳を守られたケアが受けられるであろうか。

看護師が家族をケアして記された三章から六章の事例はナイチンゲールのいう気づきのケアができる専門職が記述したものである。現在の課題はそれらの事例に含まれている。さらに今後高齢化が進み、ケアを受ける人の増加が顕著であれば、それらの課題が更に膨れ上がることになる。それらの課題の将来を見すえてケアを受ける人はケアをした体験を生かし、自分事として真剣に考えておく必要があろう。

日本の人口は減少する一方でインドやアフリカ等の人口増加が顕著であることは介護保険サービスのグローバル化が進み、人材として投入されることになる。家族によるケアが望めなくなれば、今回の事例によるメイヤロフの「場の中にいること」のケアリングが実現不可能となる。その代替機能としてケアを受ける人はどのようなケアを受けたいのか。

また、ＡＩ機能によるチャットＧＰＴ情報[注3]による支配がわが国でも課題として取り上げられているが、ケアにおけるＡＩによるデジタル化やロボット活用も進むと予測される。ケアを受ける人の睡眠や尿量をＡＩ

【注３】チャットＧＰＴ　アメリカの OpenAI 社が開発した、人工知能（ＡＩ）を使ったチャットサービスのことである。人間の質問に対して人間のように答えてくれる技術を搭載しており、利用者も急増している。そのために教育界では学生の思考力低下が危惧されている。

センサーが教えることで、ケアをする人は、トイレへ連れていくタイミングやオムツの取り換え時間もわかる。五章の事例のように夜のオムツの取り換えがなく「氷の上にいた」という課題の解決につながれば、ケアを受ける人は不快感を覚えることがなくなり、尊重した排泄ケアを受けることになる。

しかし、デジタルケアにより、ケアを受ける人とケアをする人のコミュニケーションはますます少なくなる。そのことは、アーサー・クラインマンのいう「ケアを受ける人とケアをする人の人間としての交流の中で生まれる」ケアが少なくなる。そしてナイチンゲールのいう「病気の看護ではなく病人の看護」から遠ざかって行くことが懸念される。

ケアを受ける側に近い年齢に到達した筆者も家族の体験を生かし、また未来のケア状況を想定し、シビアに日々の生活における予防と環境体制の整備を心がけている。そして最後まで自分の人生に責任を持ちたい。

〔引用文献〕
※1 『ケアをすることの意味―病む人とともに在ることの心理学と医療人類学』皆藤章編・監訳／アーサー・クラインマン／江口重幸／皆藤章著 誠信書房 二〇一五年 P123
※2 「メイヤロフのケアリング論の構造と本質」西田絵美著 佛教大学大学院紀要 教育学研究科篇 第四三号 二〇一五年 P38-43
※3 『ベナー看護論 達人ナースの卓越性とパワー』パトリシア・ベナー著／井部俊子・井村真澄・上泉和子訳 医学書院 一九九二年 P78-86
※4 「新型コロナウイルスについて」厚生労働省ホームページ（二〇二三年）https://www.mhlw.go.jp/stf/seisakunitsuite/bunya/0000164708_00001.html
※5 『ウイルスの意味論 生命の定義を超えた存在』山内一也 みすず書房 二〇一二年 P1-21
※6 前掲1 P56-58
※7 『看護覚え書き 本当の看護とそうでない看護』フロレンス・ナイチンゲール著／小玉香津子・尾田葉子訳 日本看護協会出版会 二〇〇四年 P171

編者あとがき

ここまで本書を読んで頂き、皆さんはケア・ケアリングについてどう思われたでしょうか。

筆者は、両親のケアが終わった時、保健師として地域の方々の訪問をしていました。一九八〇年代に名古屋市保健所保健師に採用され、寝たきりさん宅を訪問し、まず情報把握後、その方をどのようにケアしていくかを考えることが大きな役割でした。介護保険法が施行されたのは二〇〇〇年ですから、それ以前は病院や外来中心の医療制度のもとで、在宅療養をされている方へのケアを保健所（名古屋市は政令市）の保健師が担当していました。しかし、その療養者さんに継続的なケアが必要となれば、名古屋市の委嘱訪問看護師制度の看護師さんと連携してケア体制を整え、褥瘡の悪化防止、膀胱留置カテーテルの管理、経管栄養管理、気管切開管理、リハビリによる可動域の維持、介護者の相談等の盛り沢山の役割をこなす必要がありました。筆者は訪問看護師さんに同行訪問し、訪問看護師さんから訪問マナーを含め、いろいろと学ばせて頂きました。その看護師さんたちは、その後の介護保険制度の居宅（在宅）サービスの一つである訪問看護ステーションの管理者として活動されました。

地域の開業医さんで訪問可能な医師は限られており、また退院後に膀胱留置カテーテル管理で訪問して頂ける泌尿器科の医師も限られていました。往診に来て頂ける医師には感謝していましたが、時間のないところでの往診体制で大変だったと思います。

当時、筆者が家族から呼ばれて訪問し、バイタルチェック後、背部を観察するため側臥位にしたところ、骨まで見える大きな（二十平方センチメートル以上）褥瘡があり、敷布団は黒く、その下敷きの畳はブスッと穴があきました。息子さんご夫婦や医師もご存じなかったようです。

現在、新型コロナウイルス感染症のパンデミック、災害、超高齢社会などの健康危機は特にケアする人とケアされる人にとって大きな課題となります。最近はどんな地方でも昔のような村意識はうすくなり、地域力は弱くなってきています。地域の保健・医療・福祉・介護を担う専門職と地域の方々の連携を深めた地域包括ケアシステムの構築が重要視されています。もちろんそのような箱モノのシステムは大事です。しかし、一番大事なのはケアする人、ケアされる人の体験ではないかと思います。

この本の執筆者たち全員から、「執筆することで心の整理ができた」「ケアを振り返ることができてよかった」「これからもできる限りのケアをしたい」等の意見を頂きました。当初は執筆者の立ち位置の違いから、教育の立場や実務者の立場での原稿でしたが、各位には、ケアする人として自分自身の体験を書いて欲しいと伝えました。

巻頭にも述べているように、昔の有名な心理療法家や医療人類学者・精神科医であるアーサー・クラインマンは体験から課題が解決すると言っています。

この本の各執筆者は筆者と深い関わりがあります。山下氏とは看護学校時代の同期であり、今も交流をし、励まし合いながらエイジングに立ち向かっています。熊代氏は名古屋市の委嘱訪問看護師をされていた頃、同行訪問させて頂き、色々教えてもらいました。その後も、辛口の体験を聞け、人生の道しるべといえます。柿原氏は教育者の先輩であり、今も教育指導の協力をお願いしています。西村氏は、名古屋市の先輩であり、仕事の流儀について教えてもらいました。教育界に入られてからも交流から学ぶことが多いです。このように各執筆者は看護師、保健師としての専門職であり、仕事上沢山のケアする人とされる人を見てきました。そして今身近な方をケアすることでどのような学びがあったのでしょうか。少なくとも、前述の意見から各筆者は自己肯定感を持ち今後の人生への「やる気」がでたのではないでしょうか。

年齢を問わず関心のある方々がこの本を手にして、昔も今も変わらないケアの本質について考え、そして「今」を前向きな気持ちで生きていってもらえば嬉しいかぎりです。

二〇二三年九月

栃本千鶴

＊＊＊＊＊＊＊＊＊＊＊＊＊＊＊＊＊＊＊＊＊＊＊＊＊＊＊＊＊＊＊＊＊＊＊＊＊＊＊

西村純子（にしむら・じゅんこ）

1950年北海道生まれ。国立療養所中部病院附属高等看護専門学校卒、愛知県立総合看護学院公衆衛生看護学科卒、日本大学通信教育学部政治経済学科卒、日本福祉大学大学院医療・福祉マネジメント研究科医療・福祉マネジメント専攻修士課程修了。名古屋市保健師、岐阜保健短期大学看護学科、椙山女学園大学看護学部勤務を経て退職。

「在宅寝たきり者援助の視点―寝たきり者基礎票の分析から」（公衆衛生看護学会　2016年）などの論文あり。

山下恵子（やました・けいこ）

1947年栃木県生まれ。自衛隊中央病院高等看護学院卒、都立公衆衛生看護学院保健婦科卒。

自衛隊中央病院、ソニー株式会社健康管理室、都立世田谷リハビリテーションセンター、武蔵調布保健所、埼玉県日高市役所勤務を経て退職。

＊＊＊＊＊＊＊＊＊＊＊＊＊＊＊＊＊＊＊＊＊＊＊＊＊＊＊＊＊＊＊＊＊＊＊＊＊＊＊

編者・著者紹介

＊＊

栃本千鶴（とちもと・ちづる）

1947年滋賀県生まれ。自衛隊中央病院高等看護学院卒、兵庫県立総合衛生学院保健学科卒、慶応義塾大学法学部法律学科卒、愛知淑徳大学大学院現代社会研究科専攻（修士課程）（博士課程）。学術博士。

自衛隊阪神地区病院、野村證券大阪支店健康管理室、尼崎市保健所、名古屋市保健所勤務を経て、現在は岐阜保健大学大学院教授（公衆衛生看護、地域在宅看護）で教鞭を執る。

「戦後の台湾の高齢福祉」（法政論叢第44巻第1号2007年）など論文多数。

柿原加代子（かきはら・かよこ）

1956年佐賀県生まれ。名古屋赤十字看護専門学校卒、佛教大学社会学部社会福祉学科卒。日本福祉大学大学院社会福祉学研究科福祉マネジメント専攻修了、日本福祉大学大学院社会福祉学専攻博士後期課程満期修了。元四日市看護医療大学教授を歴任。

「日本における『ケアリング』研究の動向と課題」（「ケアリング実践」に関する研究の看護・社会背景からの検討―2021年3月文化情報研究　第2号）など論文あり。

＊＊

装丁／本文デザイン　赤田 亜由美
イラスト　栃本 千鶴／西村 純子
写真提供　山下 恵子／栃本 千鶴
校正　山﨑 淳子／加納 昌子
編集制作　山﨑プランニング（山﨑 喜世雄／赤田 亜由美）

愛する人へのケアのかたち 医療従事者の家族看護体験

2023年12月19日　第1刷発行

編　者　栃本 千鶴
発行者　岩根 順子
発行所　サンライズ出版株式会社
〒522-0004 滋賀県彦根市鳥居本町655-1
電話 0749-22-0627
印刷・製本　サンライズ出版

ISBN 978-88325-802-4 Printed in Japan　定価はカバーに表示しています。